天津市科普重点项目

医患交流·癌症防治与康复系列丛书

肿瘤基础影像诊断须知

名誉主编　叶兆祥

主　　编　赵金坤　戴　东

副主编　白　旭　尹　璐

编　　委　（按姓氏汉语拼音排序）

李　倩　李　弋　李燕菊　宋　茜

叶　露　翟晶晶　张　鹏

U0325207

天津出版传媒集团

天津科技翻译出版有限公司

图书在版编目(CIP)数据

肿瘤基础影像诊断须知 / 赵金坤, 戴东主编. — 天津:天津科技翻译出版有限
公司, 2017.6

(医患交流·癌症防治与康复系列丛书)

ISBN 978-7-5433-3702-2

Ⅰ.①肿… Ⅱ.①赵… ②戴… Ⅲ.①肿瘤–影像诊断–问题解答 Ⅳ.①R730.4-44

中国版本图书馆 CIP 数据核字(2017)第 112809 号

出　　版:天津科技翻译出版有限公司
出 版 人:刘 庆
地　　址:天津市南开区白堤路 244 号
邮政编码:300192
电　　话:(022)87894896
传　　真:(022)87895650
网　　址:www.tsttpc.com
印　　刷:天津市银博印刷集团有限公司
发　　行:全国新华书店
版本记录:700×960　16 开本　7 印张　70 千字
　　　　　2017 年 6 月第 1 版　2017 年 6 月第 1 次印刷
　　　　　定价:18.00 元

(如发现印装问题,可与出版社调换)

丛书编委会名单

名誉主编　王　平　李　强
名誉副主编　赵　强　刘　莉　高　明　郝继辉
　　　　　张晓亮　黑　静　陈可欣　王长利
丛书主编　张会来
丛书编委　(按姓氏汉语拼音排序)
　　　　　陈旭升　崔云龙　戴　东　胡元晶
　　　　　刘　勇　齐立强　宋　拯　宋天强
　　　　　宋玉华　王　鹏　王　晴　王晟广
　　　　　杨吉龙　姚　欣　于海鹏　岳　杰
　　　　　赵　博　赵　军　赵　鹏　赵金坤
　　　　　郑向前　庄　严　庄洪卿

丛 书 序

随着我国社会经济的发展以及老龄化的加速,恶性肿瘤的发病率呈逐年上升的趋势,已成为严重威胁人民生命与健康的首要疾病。我国肿瘤防控目标是降低发病率,减少死亡率。许多研究表明,肿瘤是可以预防或改善预后的,1/3 的恶性肿瘤可以预防,1/3 通过早期发现、诊断后可以治愈,另外 1/3 通过合理有效的治疗不仅可以改善肿瘤患者的生活质量,也可以使患者的生存期得到延长。但普通公众,一方面对于肿瘤的发生、发展等一般知识缺乏了解,很多人都谈癌色变;另一方面,对肿瘤诊断、治疗的水平的提高认识不足,认为肿瘤就是绝症,因而影响了预防及治疗。因此,提高健康意识、普及肿瘤防治相关科学知识是目前医务工作者和普通公众共同面临的一项艰巨任务。

天津医科大学肿瘤医院作为我国规模最大的肿瘤防治研究基地之一,以严谨求实的治学作风培养了一大批医学才俊。这套《医患交流·癌症防治与康复》系列丛书就是由该医院的优秀青年专家以科学研究与临床实践为依据,从普通公众关心的问题出发编写而成。对肺癌、胃癌、结直肠癌、食管癌、乳腺癌、恶性淋巴瘤,以及肝胆胰、妇科、甲状腺等常见肿瘤,从读者的角度、以问答的形式概述了各肿瘤病种的致病因素、临床表现,以及诊断、治疗、康复知识。其目的在于答疑解惑,交流经验,给予指导和建议,提高患者及公众对肿瘤防治的认识,克服恐惧,进而开展有利的预防措施,正确对待肿瘤的治疗方法,接受合理的康复措施。

　　本套丛书内容客观、全面,语言通俗、生动,科学性、实用性强,不失为医学科普书籍的最大创新亮点与鲜明特色。

郝希山

中国工程院院士
中国抗癌协会理事长

前　言

　　非常高兴看到由天津医科大学肿瘤医院医学影像技术学青年医师赵金坤、戴东主持编写的介绍医学影像检查的医学影像学科普读物——《肿瘤基础影像诊疗须知》出版发行。

　　现代医学影像学检查手段与方法繁多。患者在接受检查前，由于缺少这方面的专业知识，常常有不少问题和悬念。在进行检查时，还会担心配合不好而影响检查。甚至有不同程度的恐惧心理，尤其是肿瘤患者在行影像检查时，多数患者及家属因为病情内心恐惧、焦虑，对于不同影像检查的选择以及在其疾病诊治中的作用更加无所适从。本书就是针对这些问题而编写的著作。

　　该书以问答的形式分为 66 个问答，内容涵盖 X 线、CT、磁共振、超声、分子及功能成像等医学影像检查领域，系统介绍了患者普遍关心的各种医学影像检查前的临床应用，不同成像方法和技术的比较和综合应用，以及医学影像的诊断原则、步骤和可预期的不同诊断结果。同时就各种常见肿瘤医学影像检查的适应证、禁忌证，就如何选择经济而又有效的检查项目，给予了深入浅出的阐述，语言生动活泼。该书可帮助您更好、更快地与医技人员进行沟通、配合，合理利用

有限的医疗资源，为您明明白白了解医学影像检查知识、轻轻松松进
行医学影像检查指点迷津。

赵金坤　戴　东

2017 年 3 月

目 录

1 本书的作用和目的

医学影像学是临床诊断的重要方法之一,适应了医学事业改革的需要。此外,基于当前医学影像技术的飞速发展,一些新的成像技术和方法,例如各种功能成像(包括 CT、MR 的灌注成像、MR 的扩散加权成像和扩散张量成像,以及 MR 波谱成像等)和各种计算机后处理技术[包括多平面重组技术、曲面重组技术、最大和最小强度投影技术、透明技术、3D 表面遮盖显示技术、3D 容积再现技术、仿真内镜技术、心脏(包括冠状动脉)显示和分析技术及肺结节分析技术等]不断涌现,这些技术和方法或已广泛用于临床或已初步用于临床,并显现出各自独特的诊断价值。因此,有必要使就医者了解医学影像检查及诊断的进展情况。基于上述指导思想,根据就医者的实际需求,我们对医学影像检查和诊断的诊疗状况进行介绍 (目的是在普通人就医前从其实际需要角度获得相关医学影像知识),并适当增加一些新技术和新方法方面的介绍,着重介绍"医学影像诊断原则和诊断步骤"的内容,以使患者就医前了解和清楚这些基本原则,满足其就医的需要。本书限于篇幅,结合主题,具体疾病的介绍仅限于肿瘤性疾病,且以恶性肿瘤为主。

2 医学影像的发展情况

1895 年德国的物理学家伦琴(Wilhelm Conrad Röntgen)发现了 X 线,不久即被用于人体的疾病检查,并由此而形成了放射诊断学(diagnostic radiology)。

从 20 世纪 50 年代开始,随着科学技术水平的不断提高,成像技术和检查方法亦获得了迅速的发展,相继出现了超声成像(ultrasonography)和核素 γ-闪烁显像(γ-scintigraphy)。尤其是 20 世纪 70 年代和 80 年代分别开发了 X 线计算机体层成像 (X-ray computed tomography, CT)、磁共振成像 (megnetic resonance imaging, MRI)和发射体层显像[包括单光子发射体层显像(single photon emission computed tomography, SPECT) 和正电子发射体层显像 (positron emission tomography, PET)],这就极大地拓宽了原有放射诊断学领域,形成了包括常规 X 线诊断、超声诊断、核素显像诊断、CT 和 MRI 诊断在内的医学影像诊

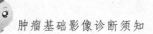

断学(diagnostic imaging)。虽然各种成像技术的成像原理与方法不同,诊断价值与限度各异,但都是使人体内部结构和器官成像,借以了解人体解剖与生理功能状况及病理变化,以达到疾病诊断的目的。

近30年来,CT、MRI、超声和核素显像设备在不断地改进和完善,检查技术和方法也在不断地创新,使影像诊断已从单一依靠形态变化进行诊断发展成为集形态、功能和代谢改变为一体的综合诊断体系。与此同时,一些新的成像技术如心脏和脑的磁源成像(megnetic source imaging, MSI)以及新的学科分支如分子影像学(molecular imaging)在不断涌现,影像诊断学的范畴仍在持续发展和扩大之中。

目前,数字化成像已由CT、MRI等扩展至X线成像,从而改变了传统X线的成像模式。数字化成像有利于图像信息的保存和传输。应用图像存档与传输系统(picture achieving and communication system, PACS)不但极大地方便了患者的就诊,而且使远程放射学(teleradiology)得以发展,实现了快速远程会诊。数字化成像还为计算机辅助检测和计算机辅助诊断(computed aided diagnosis, CAD)提供了可能,目前这一诊断技术已在临床上得到了初步应用。

3 医学影像的临床作用

纵观医学影像诊断学的发展,其应用领域在不断地扩大,诊断水平亦在不断地提高,已成为临床医学中的重要学科之一,是医院中作用特殊、任务重大、不可或缺的重要临床科室。特别值得指出的是,医学影像诊断学在自身迅速发展的同时,也促进了其他临床学科的发展,使医疗事业整体水平在不断提高。

4 不同成像技术的特点和临床应用

影像诊断的主要依据或信息的来源是图像。各种成像技术所获得的图像,不论是X线、超声、CT或MRI,绝大多数都是以由白到黑不同灰度的影像来显示。X线与CT的成像基础是依据组织间的密度差异,黑、白灰度所反映的是对X线吸收值的不同;而MRI的成像基础是依据组织间的弛豫时间差异,黑、白灰度所反映的是代表弛豫时间长短的信号强度;超声的成像基础则是依据不同组织所具有的声阻抗和衰减的声学特性,黑、白灰度代表的是回声的弱与强。因此,在进行影像诊断时,要在了解不同成像技术的成像原理基础上,熟悉它们各自的图像特点和临床应用,并能根据这些图像表现推测所代表的组

> **温馨提示**
> 不同成像技术的成像原理并不相同,其图像上的灰度所反映的组织结构或表示的意义也就有所不同。

织类型和病理变化,进而指明可能存在的病灶及其性质。

5 X线诊断的临床应用

X线用于临床疾病诊断已有百余年历史。尽管现代成像技术如超声、CT和MRI对疾病诊断显示出很大的优越性,但并不能完全取代X线检查。一些部位如胃肠道仍主要使用X线检查;而骨骼系统和胸部也多首选X线检查。但有些部位,如中枢神经系统、肝、胆、胰和生殖系统等,疾病的诊断主要靠现代成像技术,而X线检查的价值有限。此外,在介入放射学领域,通过获取病变的组织学、细菌学、生理和生化资料以进行疾病诊断时,最常应用的成像技术亦为X线检查。

6 超声诊断的临床应用

由于超声检查无创伤、无射线辐射、易行且价格相对低廉,一般无需使用对比剂便可获得人体各部位高清晰度的断层图像,而且除提供解剖结构及其变化的形态学信息外,还能观察运动器官的活动和其变化,应用超声多普勒技术还可以无创地检测到心脏大血管血流动力学参数和观察脏器的血流灌注等,因此,超声检查已广泛用于内科、外科、妇产科、儿科和眼科的疾病诊断,并且已成为许多脏器、软组织器官病变的首选影像学检查方法。

应用多种腔内探头、术中探头进行超声检查,有利于病变的早期发现和早期诊断,并且能够准确显示病变范围,判断周围淋巴结有无转移,从而为肿瘤的准确分期及治疗方案的制订提供可靠依据。应用超声引导下的穿刺可进行

温馨提示

超声图像所反映的是组织器官以及病灶的声阻抗差异，对病灶的病理性质缺乏特异性，因此，诊断时需密切结合临床和其他影像资料。

介入性超声诊断，明显提高了疾病的诊断水平。

然而应当指出，超声检查有其局限性。由于超声的物理特性，使其到达阻碍声透射的组织界面，例如含气的肺、胃肠道以及骨骼时，会发生全反射，使其对这些器官的检查受到限制。对于肥胖的患者，也难以获得清晰的声像图。超声成像中伪影较多，显示范围亦较小，不易观察器官或结构的整体关系。此外，超声设备的性能、检查医师的操作经验都会影响诊断结果。

7 CT 诊断的临床应用

由于 CT 检查的突出优点是具有很高的密度分辨力而易于检出病灶，特别是能够较早地发现小病灶，因而广泛用于临床。尤其是近年来，随着 CT 设备的不断改进和完善，螺旋 CT 和多层 CT 的应用，以及多种后处理软件的开发，使得 CT 的应用领域在不断地扩大。

目前，CT 检查的应用范围几乎涵盖了全身各个系统，特别是对于中枢神经系统、头颈部、呼吸系统、消化系统(食管除外)、泌尿系统和内分泌系统病变的检出和诊断都具有突出的优越性。对于心血管系统、生殖系统和骨骼肌肉系统病变，CT 检查亦具有一定的诊断价值。

CT 检查所能检出和诊断的病种包括

- 各种先天性发育异常、炎症性疾病、代谢异常、外伤性改变、退行性和变异性疾病以及良、恶性肿瘤。

由于 CT 检查技术的不断创新，使得 CT 的诊断信息除了来源于病灶形态学改变/变化外，还增添了功能性改变/变化，这就为获得准确诊断提供了新的依据。CT 灌注成像是一种功能成像，可反映组织器官和病灶的血流灌注改变，因而有利于病变的定性诊断。

然而,CT 检查的应用仍有局限。首先,CT 检查使用 X 线,具有辐射性损伤,这就限制了 CT 在妇产科领域中的应用。其次,CT 检查对胃肠道管壁小的病灶和黏膜改变的显示不敏感,这些病变的检出仍主要依靠胃肠道造影检查。但对病变的管壁外延伸以及恶性肿瘤的邻近或远隔性转移,CT 检查仍有较高的价值。骨骼系统的病变,一般应用简便、经济的 X 线检查多可确诊,CT 检查较少使用,但 CT 对骨改变细节和继发的软组织改变的显示较 X 线检查敏感。其次,CT 检查虽能发现绝大多数疾病,准确地显示病灶的部位和范围,然而如同其他影像学检查,CT 对疾病的定性诊断仍然存在一定的限度。例如,CT 检查有时难以确定肿瘤性与非肿瘤性疾病,有时虽能确定为肿瘤性疾病,却难以鉴别肿瘤的良、恶性,有时即使确定为恶性或良性肿瘤,但仍难以判断肿瘤的病理类型。

因此,使用 CT 检查各系统疾病时,应当明确其应用价值、对不同疾病检查的适应证以及它的限度,只有这样才能充分发挥 CT 检查的优势,减少和避免不必要和无诊断价值的 CT 检查。

8 MRI 诊断的临床应用

MRI 检查以其多参数、多序列、多方位成像和软组织分辨力高等特点,以及能够行 MR 水成像、MR 血管造影、MR 功能成像和 MR 波谱成像等独特的优势,目前已广泛用于人体各个系统检查和疾病诊断。总体而言,与其他成像技术比较,MRI 检查具有能够早期发现病变、确切显示病变大小和范围、定性诊断准确率高等优点,可用于各个部位先天性发育异常、炎性疾病、血管性疾病、良恶性肿瘤、外伤以及退行性和变异性疾病等的检出和诊断。

然而,MRI 检查也有如下的限度和不足:MRI 显示钙化不敏感,对于骨骼系统以及胃肠道方面的检查有一定的限度;对呼吸系统的病变显示和诊断还远不及 CT 检查;一些患者由于体内有铁磁性植入物、心脏起搏器或有幽闭恐惧症,而不能行 MRI 检查;此外,MRI 检查费用较高,设备还远不及超声和 CT 那样普及,而限制了其应用。

9 不同成像技术和方法的比较

对于不同系统和解剖部位，各种成像技术的适用范围和诊断效果有很大的差异。例如，在中枢神经系统，X线检查的应用价值有限而基本不再使用，超声检查的能力亦有很大的局限，目前广泛应用的是CT和MRI检查；相反，在胃肠道，尽管超声、CT和MRI检查对于一些胃肠道疾病及其壁外侵犯有一定的诊断价值，但是X线钡剂造影检查仍然是首选和主要的检查技术。又如，在呼吸系统，由于有良好的自然对比，X线片是常用的首选检查技术，也是最基本的方法；CT检查基于密度分辨力高等特点对疾病的检出和诊断要明显优于X线片检查，已成为呼吸系统疾病诊断的主要手段；超声检查则限于肺组织和胸壁骨组织对入射超声波的全反射，而MRI检查亦限于肺组织含气、质子密度低、信号强度弱的影响，因此这两种成像技术极少用于检查呼吸系统疾病。由上述示例不难说明，由于各种成像技术的成像原理和图像特点不同，而且各个系统和解剖部位的组织类型亦不相同，因此在影像学检查时，应有针对性地选用显示疾病效果好、诊断价值高的成像技术。

同一种成像技术，还包括不同的检查方法，这些检查方法的适用范围和诊断效果亦有很大差异。例如，属于中枢神经系统疾病的急性脑梗死，需选用CT或MRI检查，但在超急性期脑梗死时，常规CT和MRI检查常不能显示病灶，而需选用CT灌注检查或MRI的扩散加权成像（DWI）检查，方能发现病灶和明确诊断。又如，CT检查是呼吸系统疾病诊断的主要手段，而对于常见的孤立性肺结节，应选用高分辨力CT检查，以显示结节内部、边缘及周围肺组织的细节，以利肺结节的定性诊断。因此，对某一疾病的检查，当确定所用成像技术后，进一步选用检查方法对于疾病的检出及其诊断同样具有非常重要的意义。

温馨提示

对某一系统和解剖部位的检查，在选用特定的成像技术后，还要根据具体情况，进一步选用不同检查方法。

10 不同成像技术和方法的综合应用

影像学检查时,不同成像技术的综合应用亦十分重要,目的是为了更敏感地发现病变、明确病变的范围、显示病变的特点、提高病变的诊断准确率和正确评估病变的分期,以利临床制订合理、有效的治疗方案。这种综合应用既包括 X 线检查、超声、CT 和 MRI 这些不同成像技术间的综合应用,也包括每种成像技术中不同检查方法的综合应用。例如,对急性脑血管病的患者,通常首先行平扫 CT 检查,确定颅内有无急性出血。当发现急性出血时,根据出血部位、表现特征以及相关的临床资料,有可能确定为高血压性脑出血而明确诊断,也有可能疑为动脉瘤、脑血管畸形所导致的出血,此时需进一步行 X 线血管造影(DSA)检查或 CTA、MRA 检查;若 CT 检查未发现有急性颅内出血表现,则可能为超急性期脑梗死,在这种情况下,还需进一步行 CT 灌注检查或 MRI 检查,其中 MRI 检查时除常规序列外,尚应行对超急性期脑梗死敏感的 DWI 序列。又如,对于胃肠道恶性肿瘤,X 线钡剂造影检查为首选和主要成像技术,然而这种检查只能观察胃肠道内壁和腔内改变,无法显示肿瘤的壁外侵犯,更不能发现有否周围和远隔淋巴结转移及肝转移等,在这种情况下通常需行超声、CT 或 MRI 检查,以进一步显示病变范围,有利于肿瘤的分期和治疗。选用某一种成像技术进行检查时,有时还要综合应用该成像技术中的不同检查方法。例如,对于前列腺癌的检查应选用 MRI 成像技术,除了常规的 T1WI 和 T2WI 检查外,常常需要行磁共振波谱(MRS)检查。MRS 不但能够进一步明确是否为前列腺癌,而且能够准确指明肿瘤的范围,而有利于肿瘤的分期;此外对于治疗后的疗效观察,MRS 也有较大的帮助。

11 医学影像诊断原则

不论是 X 线检查、超声检查、CT 检查或是 MRI 检查,其中绝大多数成像技术和检查方法的诊断都是以图像变化为基础的,因此熟悉图像的正常表现,发现和辨认异常表现是做出正确诊断的前提条件。当发现异常后,还要进行分析归纳,明确异常表现所反映的病理变化。最后,综合各种异常表现,结合临床

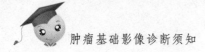

资料进行推理,才有可能提出比较客观、正确的诊断。因此,影像诊断的基本原则是:熟悉正常,辨认异常,分析归纳,综合诊断。

12 医学影像诊断步骤

进行影像诊断时,通常包括以下步骤。

1.了解影像学检查的目的

在认真分析临床资料的基础上,需了解、明确患者行影像学检查的目的。不同患者的检查目的各不相同:有些为初诊检查,目的是进行疾病诊断或排除某些疾病;有些是治疗后复诊检查,以观察治疗效果;有些是临床诊断较为明确,行影像学检查的目的是进一步证实诊断,并确定病变的数目和范围,以利治疗方案的选择;有些为临床诊断不清,需要影像学检查提供帮助;还有些是为了进行健康查体。由于检查目的不同,选择的成像技术和检查方法、图像上的重点观察内容以及诊断的要点也就有所差异。

2.明确图像的成像技术和检查方法

应当明确所分析的图像为哪一种成像技术和检查方法,确定图像的质量是否合乎要求,以及所分析的图像是否能够满足检查目的的需要。只有符合这些条件,才能够进一步分析,所做出的诊断才能具有较高的临床价值。

3.全面观察和认真分析

全面观察是指对所得到的图像,包括所有体位、所有层面和所有检查方法的图像,进行全面、系统的观察,不应有遗漏。此外,全面观察还包括对比观察,即对不同成像技术和检查方法的图像、不同检查时间的图像,以及同一图像的对称部位进行对比观察。观察图像时,还应结合检查的目的和临床的要求,进行重点观察。了解和掌握这些观察方法,对异常表现的发现非常重要。

4.结合临床资料进行诊断

临床资料,包括患者的年龄、性别、职业史和接触史、成长和居住地、家族史,以及患者的症状、体征和实验室检查结果,所有这些对正确做出影像学诊断都至关重要:①在不同年龄和性别的人群中,疾病的发生类型有所不同,例如肺门区肿块,在儿童常为淋巴结结核,而在老年人以中心性肺癌可能性较大;肝细胞癌和肝细胞腺瘤都表现为肝脏肿块,前者易发生在男性,而后者绝大多数为中年妇女。②职业史和接触史,是诊断职业病和某些疾病的主要依据,如硅沉着病、腐蚀性食管炎的诊断,均应具备粉尘职业史或误服强酸、强碱史。③成长和居住地,对地方病的诊断有重要价值,如包虫病多发生在西北牧区,而血吸虫病则以华东和中南一带常见。④家族史,对一些疾病的诊断亦非常重要,例如肾的多囊病变(多囊肾)、神经纤维瘤病以及多发性内分泌腺肿瘤病等为遗传性疾病,常有阳性家族史。⑤临床症状、体征和实验室检查,通常是进行影像诊断的主要参考依据,这些资料既可以支持,也可以否定最初的影像学考虑,因而对最终诊断可产生重大影响。例如,食管钡餐检查显示管壁局部僵硬、黏膜破坏,并有不规则充盈缺损,可初诊为食管癌,结合临床上有进行性吞咽困难的病史,则能明确食管癌诊断。又如,胸部 X 线或 CT 检查发现肺段或亚肺段密度增高,常代表渗出性实变,据此影像学检查可初步考虑为肺炎;然而患者临床上并无急性炎症表现,体温正常,中性白细胞无增高,但有突发胸痛病史并患有下肢深静脉血栓,结合这些临床资料,影像学检查的最后诊断应考虑肺部病变为急性肺梗死,而不是肺炎。

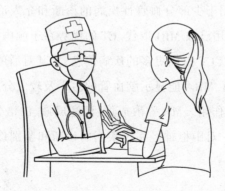

13 影像学检查的预期诊断结果

影像学检查的预期诊断结果基本有三种

- 肯定性诊断,即经过检查不但能发现病变,并且能做出准确的定位、定量和定性诊断。

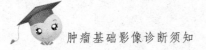

- 否定性诊断,即经过检查,排除了临床所怀疑的病变。但应注意:在这方面,影像学检查有一定的限度,因为疾病自发生至影像学检查发现异常表现需要一定的时间,而且对于某些疾病,可能影像学检查难以发现异常。因此,对于否定性诊断,要正确评价它的意义。
- 可能性诊断,即经影像学检查发现了一些异常表现,甚至能够确切显示出病变的位置、范围和数目,但难以明确病变的性质,此时可以提出几种可能性。在这种情况下,可以根据需要,建议行其他影像学检查、相关的临床和或实验室检查、影像学随诊复查,乃至诊断性治疗或影像引导下活检等。

14 中枢神经系统肿瘤的影像学检查

中枢神经系统包括脑和脊髓,深藏在骨骼包围的颅腔和椎管内,一般物理学检查不易达到,影像学检查具有重要意义。不同的检查技术对不同性质的疾病的诊断作用不同,在应用中要恰当选择。X线片能显示颅骨和脊柱的骨质改变,但对颅内和椎管内病变的显示能力极其有限。血管造影虽能对颅内占位性疾病能提供大致的定位和初步的定性诊断,但其创伤性限制了它的广泛应用,目前多用于少部分血管性疾病的诊断和介入治疗上。脊髓造影显示椎管内疾病的作用已被 MRI 取代。CT 的优势在于颅内,可解决大部分疾病的诊断。MRI 可以较 CT 提供更多的疾病信息,尤其对后颅窝和椎管内病变的显示更有优势。CTA、MRA 能显示脑血管的主干及较大分支,对脑血管疾病起到筛选和初步诊断作用。MR 弥散成像、灌注成像、波谱分析以及 CT 灌注成像等功能成像技术,对中枢神经系统疾病的诊断和鉴别诊断已展示出更广阔的应用前景。

15 中枢神经系统肿瘤 X 线检查的应用价值和限度

X 线检查方法简单、经济、无创,有较高的应用价值:对颅骨和脊柱骨折多能够明确诊断;对结核、炎症、肿瘤、先天性发育异常等诊断价值亦很大;颅内及椎管占位性病变需要 X 线检查了解骨质结构的浸润情况;怀疑椎间盘病变行 X 线检查,主要是排除是否合并有脊柱的其他异常。

温馨提示

  X 线检查在中枢神经系统有一定的限度，在 X 线检查无阳性发现或不能做出肯定性诊断时，需要选择 CT 或 MRI 检查。

16 中枢神经系统肿瘤 CT 的应用价值和限度

  CT 检查对中枢神经系统疾病的诊断具有较高的价值，应用相当普遍。对颅内肿瘤、脓肿和肉芽肿、寄生虫病、颅脑外伤、颅内血肿、蛛网膜下隙出血、脑梗死、脑先天性畸形或发育不良以及椎管内肿瘤、椎间盘突出和椎管狭窄等能够很好地做出定位和定性诊断，诊断效果好。对动脉瘤、血管畸形的诊断则有一定局限。

17 中枢神经系统肿瘤 MRI 的应用价值和限度

  MRI 在中枢神经系统应用较为成熟。三维成像和流空效应使病变定位诊断更为准确，可观察病变与血管的关系。对脑干、幕下区、枕骨大孔区、脊髓与椎间盘病变的显示优于 CT。对脑脱髓鞘疾病、多发性硬化、脑梗死、脑与脊髓的肿瘤、血肿、脊髓先天异常与脊髓空洞症的诊断也有较高价值。MRA 对脑血管的主干及主要分支的疾病具有初步的诊断作用。MR 功能成像提供的信息对疾病的诊断有一定帮助。

18 中枢神经系统肿瘤成像技术的优选和综合应用

  多选择 CT 和 MRI 检查。幕上的肿瘤，CT 平扫和增强扫描多可做出诊断。当 CT 诊断困难，或肿瘤位于大脑表面、颅底或后颅窝时，需做 MRI 检查。只有在部分肿瘤需明确颅骨的改变，而 CT/MRI 不明确时，做 X 线平片检查。

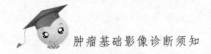

椎管内肿瘤应优先选择 MRI 检查。MRI 对椎管内肿瘤可以起到准确定位,甚至定性的作用。

19 中枢神经系统有哪些常见肿瘤

颅内肿瘤:①神经上皮肿瘤,包括星形细胞瘤、少突胶质细胞瘤、室管膜瘤和髓母细胞瘤等;②脑膜瘤;③垂体腺瘤;④颅咽管瘤;⑤松果体瘤;⑥听神经瘤;⑦脑转移瘤。颅内肿瘤发病情况在小儿与成人不同。婴儿及儿童期以幕下肿瘤常见, 其中髓母细胞瘤、星形细胞瘤和室管膜瘤发生率较高。成人中约70%的颅内肿瘤位于幕上,中年人最常见为神经上皮组织肿瘤和脑膜瘤,老年人则最常见为脑膜瘤和转移性肿瘤。临床表现因肿瘤类型和部位的不同而不同。常见的神经系统症状为癫痫、偏瘫、视听觉障碍、复视、头痛以及其他颅内压增高的体征。但这些症状常无特异性且晚期出现,因此,神经影像学检查是脑肿瘤诊断的重要工具。

椎管内肿瘤:①室管膜瘤;②星形细胞瘤;③神经鞘瘤;④脊膜瘤。椎管内肿瘤约占神经系统肿瘤的 15%, 可发生在各个脊段, 按生长部位可分为脊髓内、脊髓外硬脊膜内和硬膜外三种,其中以脊髓外硬膜内肿瘤最为常见,约占60%~75%,其他两类各占 15%。X 线片诊断价值有限,主要靠 CT 和 MRI。MRI对椎管内肿瘤的定位和定性诊断是最佳的影像学方法。

20 头颈部(颅底)肿瘤影像诊断和不同成像技术的临床应用

颅底软组织肿块若密度中等,均匀,边界清楚,多为神经源性肿瘤。颅底软组织肿块若密度不均,边界清楚但不规则,常见钙化和明显骨质破坏,提示为骨源性或软骨源性肿瘤,见于颅底软骨瘤、软骨肉瘤、骨肉瘤、脊索瘤等。肿块密度高,近似于骨密度,提示为骨瘤或骨化性纤维瘤。在 CT 或 MRI 上,病变增强程度可以反映病变血供状态,血供丰富的病变强化明显,见于恶性肿瘤、神经源性肿瘤、炎性病变等;骨瘤乏血供,一般无强化。

颅底影像学检查方法是显示及诊断病变的基础,必须采用规范、恰当的检查技术和方法才能全面地显示颅底解剖及病理改变。CT 检查时,高分辨技术应为常规检查方法,发现软组织病变后行软组织疗法重建,增强检查要选用常规 CT 技术。MRI 检查强调薄层高分辨技术的各种序列,以便更好观察颅神经变化,增强检查作为常规。观察颅底骨质及孔道改变选用 CT 检查

温馨提示

X 线片检查、超声检查对颅底病变的意义不大,一般不采用。

效果佳,而观察颅神经改变则应选用 MRI 检查。对于颅底病变的全面诊断,常有赖于两者的相互补充。

21 鼻咽癌的临床特点和影像学表现

鼻咽癌(nasopharyngeal carcinoma)是鼻咽部黏膜上皮发生的癌肿,是我国南方最常见的恶性肿瘤之一。此病有鲜明地区分布特征,好发于亚洲,尤其是我国的广东省,其次是广西、湖南、福建、台湾等地。本病男性多于女性,好发于 40~60 岁。已知的发病因素有种族、家族因素,EB 病毒(Epstein-Barr virus)感染及环境致癌因素。本病早期症状隐蔽,主要症状有鼻阻塞、鼻出血、耳鸣、耳闷塞及听力减退。鼻咽镜检查肿瘤呈紫红色,触之易出血。实验室检查可见 EB 病毒抗体增高。

鼻咽癌绝大多数起源于呼吸道柱状上皮,国内常用分型为鳞癌、腺癌、泡状核细胞癌和未分化癌。本病好发于鼻咽隐窝和顶壁。鼻咽腔是一个解剖复杂的腔隙,与头面部各腔隙相通,与颈部重要间隙相邻,并有丰富的淋巴组织,因此鼻咽癌的蔓延途径有其独特的特点。鼻咽癌发展可分为上行型(向上侵及颅底骨质及颅神经)、下行型(有淋巴结转移)和上下行型(兼有颅底、颅神经侵犯和颈部淋巴结转移)。局限于鼻咽部者为局限型。鼻咽癌向前蔓延侵及鼻腔;经蝶腭孔侵犯翼腭窝;经眶下裂侵入眶尖;经眶上裂进入海绵窦。肿瘤向外侧蔓延主要侵犯咽旁间隙;向后外方蔓延至茎突后间隙并可使第Ⅸ–Ⅻ对颅神经受累;向后侵犯椎前肌肉及筋膜。肿瘤向下蔓延侵及口腔。肿瘤向上蔓延侵及颅底或经卵圆孔、破裂孔进入海绵窦、经颈静脉孔进入后颅窝。

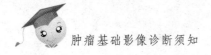

影像学表现

CT：

(1)鼻咽腔变形、不对称：鼻咽癌最好发于咽隐窝，早期在黏膜生长，可呈小肿块突入鼻咽腔，一侧咽隐窝消失、变平为最常见的早期表现。

(2)鼻咽侧壁增厚、软组织肿块：肿瘤向黏膜下浸润生长致黏膜增厚及软组织肿块，咽后壁软组织增厚(>12mm)约占半数以上。肿块常突出鼻咽腔，使鼻咽腔呈不对称性狭窄或闭塞。肿块平扫为等密度，增强扫描有轻度强化。

(3)咽周软组织及间隙改变：肿瘤向周围蔓延，容易侵入周围软组织及其间隙。表现视其蔓延途径而异。

(4)继发炎症：由于咽鼓管开口闭塞和鼻窦引流不畅，常可见乳突、鼻窦炎症，表现为黏膜增厚或积液。

(5)颅底骨质破坏：鼻咽癌可沿神经、血管周围间隙蔓延，致使颅底骨性孔、道扩大或破坏，好发于卵圆孔、破裂孔、颈动脉管、蝶骨大翼等，向后发展可破坏颈静脉孔，向顶部发展可破坏斜坡、蝶骨等。

(6)颅内侵犯：常累及海绵窦、颞叶、桥小脑角等处。冠状面增强扫描显示较好，增强后颅内病灶明显强化。

(7)淋巴结转移：早期即可有淋巴结转移，多见于颈上深淋巴结及颈后三角淋巴结等，呈等密度，增强扫描能区分强化的血管和强化不明显的淋巴结。

(8)远处转移：可转移至椎体、肺、肝脏及远处淋巴结。

MRI：

(1) 肿瘤的信号：肿瘤在 T1WI 多呈与肌肉类似的等信号或略低信号，在 T2WI 呈较高信号，介于肌肉与脂肪组织的信号之间，增强扫描后病灶呈轻度或中度强化。增强检查有利于显示病灶范围、侵犯程度及与周围组织结构的关系，有利于显示黏膜下肿瘤并有助于鉴别诊断。

(2)鼻窦、乳突黏膜增厚或积液：T2WI 呈明亮高信号，与肿瘤信号不同。

(3)颅底骨质破坏：表现为低信号的骨皮质不完整或髓质高信号脂肪消失。MRI 显示茎突、翼板等小的骨结构破坏不及 CT，但显示斜坡、岩骨尖等松质骨改变优于 CT。

（4）颅内侵犯：MRI 冠状面最易显示肿瘤自鼻咽部向颅内侵犯情况。增强扫描后颅内病灶明显强化，更易显示颅内侵犯范围。

（5）颈部淋巴结转移：在 T1WI 为低或略低信号，在 T2WI 为高信号，中央液化坏死信号更高，MRI 可显示 CT 不能发现的咽后外侧淋巴结。

（6）MRI 对放疗后的评价：放射治疗是鼻咽癌行之有效的治疗方法。放疗早期（3 个月内）常可见黏膜肿胀、咽隐窝消失、变平及鼻窦、乳突炎症，后期（半年后）由于纤维化、瘢痕可出现萎缩征象，表现为鼻咽腔扩大，咽隐窝变深，肌肉萎缩、变性、黏膜萎缩。MRI 对鉴别肿瘤复发有重要价值，正确率可达 80% 以上。肿瘤在 T2WI 为高信号，而纤维化为低信号，增强扫描前者呈轻中度强化，而后者无强化。

22 下咽癌临床特点和影像学表现

下咽癌亦称喉咽癌，指原发于喉外的喉咽部恶性肿瘤，其发病率较喉癌为低，多见于 40 岁以上中老年人。

依其原发部位可分为梨状窝癌、环后区癌及咽后壁癌，其中以梨状窝癌最常见。但晚期常难以判断原发部位，病理上多为鳞状细胞癌。临床上早期常无症状，有时有咽异物感，继之吞咽不畅，咽部疼痛，反射到耳部。晚期侵犯杓状软骨或喉返神经，则出现声音嘶哑，呼吸困难。颈部淋巴结转移占 60% 左右，很多患者往往因此而就诊。

影像学表现

CT：梨状窝癌表现为梨状窝变形、狭窄，甚至消失，壁不规则增厚或出现突出于表面的肿块，环形扩展，使患侧杓会厌皱襞增厚，喉旁间隙狭窄消失，甲状软骨板可有破坏，肿瘤增强扫描后明显强化。环后癌及喉咽后壁癌则表现为椎前软组织增厚，超过 1cm（正常杓状软骨或环状软骨至椎体前缘的距离不超过 1cm）。喉咽后壁或环状软骨后区有明显增强的软组织肿块。肿瘤增大后侵犯邻近组织：向上侵犯杓会厌皱襞及会厌；向前内可浸润声带、喉室、假声带；向内侵犯杓状软骨；向外发展侵犯喉旁间隙，致喉软骨破坏；向下侵犯食管，表现为食管入口处管壁增厚。并常可见颈部淋巴结转移。早期梨状窝癌常规检查不易

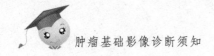

显示,可嘱患者扫描时发"E"音或做 Valsalva 动作,使梨状窝扩张充气,衬托黏膜表面的肿瘤。

MRI:肿瘤在 T1WI 上呈现与肌肉相近或略低信号,在 T2WI 上为较高信号,增强扫描呈中等强化,其余同 CT。

本病间接喉镜检查可看到癌肿并可取活检确诊,影像学检查的作用在于判定肿瘤侵犯范围及邻近结构的侵犯情况。本病主要与声门上型喉癌鉴别。喉癌主要发生于喉前庭表面黏膜,而下咽癌则主要位于喉的侧方或后方。但由于喉咽紧密连接喉前庭,因此这两部分的肿瘤可相互浸润扩展,晚期常难以判断其原发部位。临床上喉癌出现声嘶的症状早于下咽癌。

23 喉癌临床特点和影像学表现

喉癌好发于 50~60 岁以上的中老年人,男女之比为 8:1。吸烟、饮酒、空气污染及病毒感染为可能的发病因素。

早期出现乳头状结节,继而向黏膜下及周围组织浸润,使受累组织增厚、变形或发生溃疡;晚期可向喉外发展,破坏喉软骨,常经淋巴道转移至颈部乃至纵隔淋巴结,亦可经血道转移至肺、肝、肾、骨和脑等器官。

根据肿瘤发生的解剖部位喉癌的分类

- 声门上型癌,发生于会厌、室带、喉室、杓状软骨及杓会厌皱襞等处。
- 声门型癌,发生于声带的喉室面。
- 声门下型癌,发生于声带下缘至环状软骨下缘之间。
- 跨声门癌,主要侵犯声门旁间隙,肿瘤跨越两个喉解剖区,易向深层侵犯,破坏软骨,为喉癌的晚期表现。

组织学上以鳞癌最常见,约占 90%,而腺癌、未分化癌及肉瘤等少见。主要临床症状有声音嘶哑、呼吸困难、咽喉痛、喉部不适等,发生溃烂者常有咽喉痛和痰中带血等症状。

影像学表现

CT:CT 扫描可见肿瘤部位软组织不规则增厚和肿块,以及由此而产生的喉腔变形和功能异常,但无法区分肿瘤与正常肌肉组织,两者皆为中等密度。肿块表现为边界欠清、形态不规则的等、高密度灶,若瘤内坏死、液化,则呈低密度,周围可有水肿及软组织浸润,增强扫描后有不同程度的强化。

(1)声门上型癌:表现为会厌游离缘或杓会厌皱襞软组织增厚或结节样肿块。会厌前间隙和喉旁间隙受侵,表现为低密度的脂肪消失,代之以等密度或略高密度的软组织影。室带、喉室癌肿表现为低密度区为高密度肿瘤组织取代。

(2)声门型癌:早期局限于声带内,仅见双侧声带不对称,一侧声带毛糙、增厚或局限的软组织结节,肿瘤易侵犯前联合,然后向对侧声带浸润。前联合厚度正常不超过 2mm,超过即为受累表现,并可由此向前破坏甲状软骨。甲状软骨破坏表现为软骨增生、硬化,骨髓腔变窄、消失,或局部骨质中断。

(3)声门下型癌:原发声门下型癌极少见,若位于声带下气管与环状软骨间,其内侧面软组织厚度大于 1mm,或出现软组织块影则提示异常。

(4)跨声门癌:为喉癌晚期表现,肿瘤累及声门区及声门上区。声带和室带多同时受侵,伴周围软组织广泛浸润及颈部淋巴结转移。

MRI:在 T1WI 上肿瘤表现为与肌肉相似的等或略低信号,坏死区信号更低;在 T2WI 上肿瘤为稍高信号,坏死的组织信号更高。增强后肿瘤呈不同程度强化。MRI 多平面成像可清楚显示各型肿块的范围及侵犯情况,不需增强即可发现颈部增大的淋巴结。

本病多见于中老年男性,临床上有声音嘶哑、呼吸困难及喉咽痛。临床医师依据喉镜和活检,对喉癌的定性诊断并不困难。但喉镜只能观察黏膜表面,对黏膜下层浸润及向喉周围扩散情况却无法了解;对喉腔的隐匿区或喉镜因肿瘤阻塞不能达到的部位,则无法观察。而影像学检查可以做出一定意义上的定位和定性诊断,为临床制订治疗方案(如放疗和喉部分切除术等)提出有价值的依据。但影像诊断不能区别组织学类型,而且不能显示甚小的肿瘤或单纯黏膜下浸润,对肿瘤与水肿的鉴别也有一定困难。

24 颈部淋巴结病变的意义

颈部淋巴结恶性肿瘤中,20%为原发肿瘤,80%为转移性,其中转移瘤的80%来源于头颈部恶性肿瘤,20%来源于胸腹部肿瘤。原发于头颈部肿瘤的颈

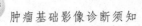

部淋巴结转移多为鳞状细胞癌,主要来自口腔、鼻窦、喉及咽等处癌瘤,腺癌则多来自甲状腺癌及涎腺、鼻腔肿瘤,主要累及颈内静脉区、胸锁乳突肌周围淋巴结。原发于胸、腹腔的转移癌以腺癌居多,多来自乳腺、胃、肠道等,常累及锁骨上区淋巴结。临床表现为颈侧区及锁骨上窝淋巴结肿大,质硬、无痛、多发、固定是其特点。多数患者有原发肿瘤史,少数患者可不知原发肿瘤而以颈部肿块就诊。

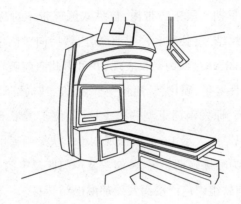

影像学表现

CT 和 MRI 可以显示正常的颈部淋巴结。鳞状细胞癌的淋巴结转移很容易发生中心坏死,即使转移的淋巴结很小。如果淋巴结大小在正常范围,但有中心坏死,亦应先考虑转移瘤。

CT:表现为乳突下区、颌下区、颈动脉间隙内多发大小不等类圆形软组织密度肿块,边缘清楚或不清楚,可以融合而呈分叶状,直径可达 3~4cm;增强扫描病灶呈轻度强化,与血管区分明显,无坏死者密度均匀,中央坏死液化时呈环形强化,环壁厚,不规则。可侵犯颈静脉引起癌栓,或侵犯颈部其他结构。

MRI:在 T1WI 上转移淋巴

温馨提示

判断淋巴结有无转移的标准主要是淋巴结的大小,一般认为直径大于 1.5cm 的可视为转移,1.0cm 以下为阴性。少数的炎症反应性淋巴结肿大,直径可以在 1.5cm 以上;而少数直径小于 1cm 的淋巴结镜下可发现转移。

结呈等信号或略低信号,与邻近脂肪组织对比明显;在质子密度及 T2WI 像上呈等信号或高信号,与邻近肌肉组织对比清楚。血管在 T1WI 及 T2WI 上为均匀低信号,可与之鉴别。信号是否均匀取决于有无坏死囊变等。增强扫描后未坏死的淋巴结呈均匀中等强化,而坏死囊变的淋巴结呈不规则环形强化。

25 颈部淋巴瘤的临床及影像学特点

本病是原发于淋巴结的恶性肿瘤,包括霍奇金与非霍奇金淋巴瘤,为青年人颈部淋巴结肿大常见原因之一。临床上可为单侧或双侧,但以双侧多发、散在淋巴结肿大为多见,病灶稍硬,无压痛,可推动。以后便相互融合,生长迅速,患者可有不规律发烧、消瘦等症状,还可有其他部位淋巴结肿大,肝脾大等。

影像学表现

CT 和 MRI:显示颈部单或双侧多发淋巴结肿大,可融合成较大团块,CT 呈低密度,MRI T1WI 为等信号或略低信号,T2WI 为高信号,较小病灶密度均匀,较大的病灶可有不规则坏死,但较少见,增强扫描病灶轻度强化。本病诊断主要依赖于穿刺或手术病理活检,CT、MRI 可提示诊断或显示肿大淋巴结的数目及范围。颈部淋巴瘤需与颈部淋巴结转移、淋巴结结核相鉴别。淋巴结转移瘤与淋巴瘤单凭影像学表现不易鉴别,需结合临床病史及体征。结核病灶偏小,增强扫描多为环形强化,患者全身情况较好等,与淋巴瘤不难鉴别。

26 甲状腺肿瘤的临床和影像学特点

甲状腺肿瘤多发于 20~40 岁的女性,表现为甲状腺区肿物,可引起声音嘶哑、呼吸困难。恶性肿瘤半数左右发生颈部淋巴结转移而表现为淋巴结增大。

良性甲状腺肿瘤主要为腺瘤,占甲状腺肿瘤的 60%。恶性甲状腺肿瘤中绝大部分是癌,很少是肉瘤。

甲状腺癌的组织学类型主要有

- 乳头状(papillary)、滤泡状(fotlicular)、髓样(medullary)、巨细胞(giant cell)和许特耳细胞(Hurthle cell)癌,以甲状腺乳头状癌最多,其次为滤泡状癌、髓样癌。

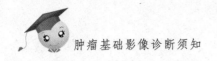
影像学表现

超声:是甲状腺疾病的主要检查方法。表现为甲状腺内偏低回声肿物,边界清楚,回声均匀,缺乏血流信号,则提示为良性;若边界不清,回声不均,血流信号丰富,则提示为恶性。

CT:腺瘤表现为圆形、类圆形境界清楚的低密度影。癌则表现为形态不规则、边界不清楚的不均匀低密度影,其内可有散在钙化及更低密度坏死区,病变多与周围组织分界不清,可出现颈部淋巴结肿大。腺瘤不强化或轻度强化,癌则不均匀明显强化,转移淋巴结多呈环状强化。

对于已确诊为甲状腺癌的患者,CT可显示甲状腺癌是否侵犯喉、气管和食管,发现有无气管或食管旁淋巴结转移,判断喉返神经是否受累。也可显示颈部或上纵隔有无淋巴结转移。

MRI:在T1WI上腺瘤呈境界清楚的低、等或高信号结节,滤泡型腺瘤内胶样物多为高信号。腺癌呈形态不规则的低、中等信号;在T2WI上腺瘤和腺癌均呈高信号。

27 肺癌的临床和影像学特点

肺癌是最常见的恶性肿瘤之一,近年来发病率有逐渐增多的趋势。X线片是肺癌首选的影像检查方法。CT检查用于肺癌的鉴别诊断及分期,也是早期发现和确诊的重要方法。MRI用于辅助肺癌的鉴别诊断和分期。

肺癌的主要临床表现为咯血、刺激性咳嗽和胸痛。间断性痰中带有少量血丝是本病的重要临床表现,也是早期肺癌的唯一表现。中央型肺癌的临床症状较周围型明显,症状出现较早。有的周围型肺癌可无任何临床表现而在胸部X线体检时偶然发现。当肿瘤发生转移后,根据转移部位出现相应的临床症状和体征。

主要病理表现为:

1.大体类型

在大体病理形态上,根据肿瘤的发生部位,肺癌分为中央型、周围型和弥漫型。

(1)中央型肺癌:中央型肺癌是指发生于肺段或肺段以上支气管的肺癌,主要为鳞状上皮癌、小细胞癌、大细胞癌及类癌。部分腺癌也可为中央型。肺癌的病理形态取决于肿瘤的生长方式:①管内型,肿瘤呈息肉状或结节状向支气管腔内生长;②管壁型,肿瘤沿支气管壁浸润生长,使支气管壁不同程度增厚;③管外型,肿瘤穿破支气管外膜向肺内生长,形成支气管周围肿块。肿瘤的生长使支气管狭窄或阻塞。进展期的肺癌可有上述两种或所有改变。中央型肺癌引起支气管狭窄或梗阻后发生一系列阻塞性改变。阻塞性肺气肿为支气管尚未完全闭塞、而活瓣性阻塞的结果,一般发生的时间较早。根据肿瘤的部位,可为一个肺段或肺叶的肺气肿。阻塞性肺炎也较早发生,是支气管引流不畅而发生的感染,病变为小叶融合病灶或按肺段、肺叶分布。阻塞性支气管扩张为支气管内的黏液潴留导致的内径增宽。阻塞性肺炎与支气管扩张往往同时存在,并合并肺膨胀不全。支气管阻塞最终因肺内气体完全吸收而发生阻塞性肺不张。

(2)周围型肺癌:周围型肺癌是指发生于肺段以下支气管的肺癌。可见于各种组织学类型。其中主要是细支气管肺泡癌和腺癌,也可见鳞状上皮癌、小细胞癌、大细胞癌及类癌。周围型肺癌的基本大体病理形态为肺内结节或肿块。肿瘤内可形成瘢痕或坏死。肿瘤内坏死物经支气管排出后形成较大空洞者称为空洞型肺癌。肺上沟瘤是指发生在肺尖部的周围型肺癌,并与脏层胸膜接触,又称为肺尖癌。

(3)弥漫型肺癌:弥漫型肺癌是指肿瘤在肺内弥漫性分布。此型一般为细支气管肺泡癌。肿瘤可为多发结节型,表现为一叶、多叶或两肺多发粟粒大小的结节病灶。也可表现为肺炎型,即癌组织导致一叶或多叶肺实变,大体病理形态类似大叶性肺炎。弥漫型肺癌可能是一种原发病灶不明确而表现为沿支气管或淋巴管蔓延的肺癌。癌组织沿肺泡壁蔓延形成肺泡实变,如肺炎样;沿淋巴管蔓延则形成小结节或粟粒状病灶。

2.组织学类型

根据对肺癌的光镜及电镜观察,结合免疫组织化学标记,按照组织发生和分化情况将肺癌进行组织学分类。

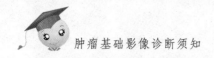

CT检查所能检出和诊断的病种包括

- 来自支气管表面上皮的癌(具有腺上皮、鳞状上皮分化特征)
  - 鳞状上皮癌
  - 腺癌
  - 鳞腺癌
  - 大细胞癌
- 来自神经内分泌细胞的癌(具有神经内分泌分化的特征)
  - 高分化的:类癌
  - 中分化的:不典型类癌
  - 低分化的:小细胞癌
- 来自细支气管 Clara 细胞和Ⅱ型肺泡细胞的癌:细支气管肺泡癌

3.早期肺癌和进展期肺癌

早期中央型肺癌是指肿瘤局限于支气管腔内、或在肺叶或肺段支气管壁内浸润生长,未侵及周围肺实质,并且无转移者。在病理上分为原位癌、腔内型和管壁继发型。早期周围型肺癌是指瘤体直径≤2cm并且无转移者。进展期肺癌包括中、晚期肺癌,肿瘤体积较大,或有转移。

4.肺癌转移

常见的转移部位有肺门及纵隔淋巴结,引起淋巴结肿大。肿瘤在肺内血行转移形成单发或多发结节,转移到胸膜引起胸腔积液和胸膜结节,转移到胸壁引起胸壁肿块及肋骨破坏, 转移到心包引起心包积液。肺癌还可远隔转移到脑、骨和肝脏等部位。

影像学表现

(一)中央型肺癌

X线检查:早期中央型肺癌:早期中央型肺癌在 X 线片上可能没有任何异常表现。肿瘤阻塞支气管引起阻塞性肺炎时出现斑片及条状阴影,引起阻塞性肺不张时,出现肺叶或肺段的肺不张阴影。

进展期肺癌:①肿瘤瘤体征象,X 线片显示肺门肿块阴影,肿块位于一侧肺门凸向肺野,边缘清楚。病理上肺门肿块阴影主要是肺癌瘤体的影像,但也可为原发灶与肺门转移淋巴结的融合阴影。②支气管阻塞征象,阻塞性肺气肿发生于一个肺叶表现为肺叶体积增大,透明度增加,肺纹理稀疏,纵隔、横膈及叶间裂推压移位。阻塞性支气管扩张引起一个肺叶或肺段范围内的带状及条状阴影。当相邻的支气管扩张呈手套状时,称为"手套征"。阻塞性肺炎为局限性斑片状阴影或肺段、肺叶实变阴影。其特点为阴影不易吸收,或吸收后短期复发。支气管完全阻塞时发生肺不张。阻塞性肺不张可发生于一个肺段、肺叶或一侧肺,使其体积缩小、密度增高,周围结构向病变移位,包括肺门、纵隔、横膈及叶间裂移位。右上叶肺不张时,肺叶体积缩小并向上移位,其凹面向下的下缘与肺门肿块向下隆起的下缘相连,形成反置的或横置的"S"状,称为反"S"征或横"S"征。其他肺叶的肺不张往往与肺门肿块同时存在,使肺不张的肺门侧密度增高、阴影增宽或有肿块突出。

转移表现:中央型肺癌转移到邻近的肺门淋巴结引起肺门阴影增大。向纵隔淋巴结转移引起纵隔阴影增宽。膈神经受侵导致横膈矛盾运动。其他转移表现为肺内结节、胸腔积液、肋骨骨质破坏及心包积液等。

CT:早期中央型肺癌:在常规 CT 检查基础上需加用薄层或 HRCT 扫描,多层螺旋 CT 扫描需重建薄层以显示病变。肺叶及肺段支气管管壁增厚,可有支气管腔内的结节,可引起管腔狭窄或阻塞。肺内有支气管阻塞性改变,如肺不张、肺炎及支气管扩张,其程度较轻。也可见肺气肿征象。

进展期中央型肺癌:

(1)瘤体征象:表现为支气管管壁增厚及腔内结节,引起支气管狭窄、截断。支气管壁增厚形态不规则,支气管狭窄范围多较局限,管腔不规则,狭窄段常呈楔形。支气管管壁增厚与中央型肺癌的管外肿块或合并淋巴结肿大可形成肺门区的肿物。位于肺叶支气管周围的肺门肿块一般为管壁型肿块。位于肺段支气管周围的肺门肿块多为管外型肺癌的肿块,沿肺段支气管长轴生长。肺门肿块边缘较为光滑清楚。螺旋 CT 多平面重建(MPR)及 3 维(3D)容积重建可从支气管长轴方向显示支气管肿瘤的部位、范围、病变向管外生长的形态及狭窄远端的情况。支气管仿真内镜可从支气管内显示病变的表面形态。

(2)支气管阻塞性改变:阻塞性肺炎表现为肺实变或磨玻璃密度影像,小叶融合、肺段或肺叶实变影像,肺体积常缩小。合并支气管血管束增粗、模糊。

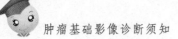

与一般肺炎不同的是肺门区密度增高,或有肿块。阻塞性肺不张可见肺门部有肿块影突出肺不张的外缘。增强扫描可见肺不张内的肿块轮廓,其密度较肺不张增强的密度低。增强扫描还能显示肺不张内的"黏液支气管征",即肺不张内有条状或结节状低密度影,其为支气管内潴留有黏液,因不增强而呈低密度,而周围不张的肺组织增强较明显。阻塞性肺气肿表现为肺叶范围的密度减低区,此征象常不易出现。阻塞性支气管扩张表现为柱状或带状高密度的"手套征"影像。

温馨提示

增强检查时淋巴结强化不如血管明显,可与血管鉴别。CT 血管造影(CTA)可显示肿瘤对血管的侵犯,如肺静脉、上腔静脉及肺动脉受侵。

(3) 中央型肺癌的转移表现:胸内淋巴结转移引起肺门及纵隔淋巴结肿大,多见于管分支下、主动脉弓旁、上腔静脉后、主肺动脉窗、气管旁以及两肺门组淋巴结。

(二)周围型肺癌

X 线:

早期肺癌:早期肺癌的 X 线表现为肺内 2cm 以下的结节阴影,有分叶,边缘模糊,有的表现为小片状阴影,呈磨玻璃密度。

进展期肺癌:进展期肺癌肿块较大,多在 3cm 以上。①肿瘤的密度,肿瘤密度一般比较均匀。较大的肿瘤内部可发生坏死液化而形成空洞。肺癌空洞的特点为空洞壁多为厚壁,但常厚薄不均,内缘凹凸不平,有的形成结节,空洞外缘呈分叶状。少数为薄壁空洞。具有空洞的肺癌以鳞癌多见。X 线片上显示内有钙化的肿瘤发生率约为 1%,一般为密度较高的结节或点状钙化。②肿瘤的边缘,多数肺癌的边缘呈凹凸不平的分叶状轮廓,称为分叶征。也有的肿瘤边缘无分叶。多数肿瘤的边缘毛糙。③肿瘤的外围,肿瘤侵犯支气管引起阻塞性肺炎,表现为肿瘤周围的斑片状阴影。较大的支气管受侵时合并较大范围的肺炎及肺不张。周围型肺癌瘤体内的瘢痕组织牵拉邻近的脏层胸膜引起胸膜凹陷征,表现为肿瘤与胸膜间的线形或幕状阴影。肿瘤侵犯邻近的胸膜引起局部胸膜增厚。④转移表现，常表现为肺内多发结节阴影，或弥漫粟粒结节阴影。癌性淋巴管炎为局部的网状及小结节状阴影。其他 X 线片所见为肺门和纵隔淋巴结肿大、胸腔积液、胸膜结节及心包积液等。骨转移可引起胸椎及肋骨破坏，肺尖癌较常引起 1~3 胸椎及肋骨的破坏。

CT：

早期周围型肺癌：需要行 HRCT 或薄层 CT 检查。①肿瘤的密度：早期周围型肺癌病灶分为实性结节、磨玻璃密度、磨玻璃和实性的混合密度。毛玻璃密度是指病变的密度较低，在病变内可见血管影像。肺癌的空泡征是指结节内小的透光区，约 2mm 左右。支气管像或细支气管像是结节内的纤细的条状含气影像。这两种征象多见于细支气管肺泡癌和腺癌。直径 2cm 左右的肺癌很少有钙化。若有钙化则呈斑点状，位于病灶中心或偏心性。这种肺癌一般认为是在肉芽肿基础上发生的瘢痕癌。②肿瘤的边缘：肺癌边缘毛糙为常见征象，表现为病变边缘有细小的毛刺。分叶征较多见，在分叶之间可见血管影像。③肿瘤的周围征象，胸膜凹陷征是肿瘤与胸膜之间的线形或三角形影像，在胸膜陷入的部位结节可形成明显的凹陷。有的肿瘤周围的肺动脉或肺静脉分支向肿瘤集中，可到达肿瘤边缘或与肿瘤相连。④肺癌的增强扫描特征，增强扫描用于早期周围型肺癌的鉴别诊断。肺癌增强后的 CT 值比平扫增加 20~80HU 以上，最大达 100HU 以上，但一般不小于 20HU。在 CT 强化的形态上，肺癌多表现为完全强化。在动态 CT 增强扫描检查中，肺癌的时间–密度曲线呈逐渐上升的形态。螺旋 CT 的多平面重建和三维重建可显示分叶征、胸膜凹陷征及肿瘤与周围结构的立体关系，如与血管及支气管、胸膜的关系。

进展期肺癌：①瘤体的密度，肿瘤的密度为软组织的 CT 值。多数肿瘤的密度均匀。肿瘤空洞的洞壁厚薄不均，内壁可有结节，外缘清楚，有分叶。CT 检查时肿瘤钙化的发生率为 6%~7%，明显高于 X 线片的钙化显示率，这是由于 CT 的密度分辨能力较高。钙化的形态为斑片或结节状。斑片状钙化位于瘤体的中心部位，是肿瘤内部坏死后而发生，瘤体多较大。结节状钙化多位于肿瘤边缘部位，是肿瘤生长增大过程中将邻近肺内原有钙化包裹到瘤体内。②瘤体边

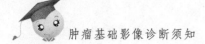

缘,肿瘤分叶征较常见。多数肿瘤边缘毛糙,有毛刺或模糊,但也可边缘清楚,可见胸膜凹陷征。③转移征象,肿瘤在肺内血行转移形成多发结节或粟粒状。肿瘤经淋巴结转移形成癌性淋巴管炎,表现为支气管血管束增粗,有小结节及细线、网状影像。肿瘤转移到胸内淋巴结引起肺门及纵隔淋巴结肿大。肿瘤直接侵及胸膜引起胸膜增厚。胸膜转移的 CT 表现为胸膜结节和胸腔积液,胸膜结节为多发性,可发生于胸膜各个部位。胸腔积液以中等及大量积液多见。肺上沟瘤易引起胸椎及肋骨破坏。CT 显示胸壁转移的软组织肿块及骨破坏较 X 线片清楚。

(三)弥漫型肺癌

X 线检查:表现为两肺弥漫多发结节或斑片状影像或多发肺叶、段的实变影像。结节呈粟粒大小至 1cm 不等,以两肺中下部较多。

CT:肺叶、段的实变在 CT 上可见空气支气管征,为肺泡实变而支气管内仍有气体。由于肿瘤的侵犯及肺间质异常,含气的支气管不规则狭窄、扭曲及具有僵硬感,细小分支消失截断。病变内还可见大小不一的气体密度腔隙。病理基础为肿瘤细胞沿细支气管及肺泡壁伏壁生长蔓延,细支气管及肺泡内残存的气体在 CT 上显示出含气影。CT 增强检查时在肺叶及肺段实变病变中出现血管强化的影像,称为"血管造影征"(angiogram sign)。

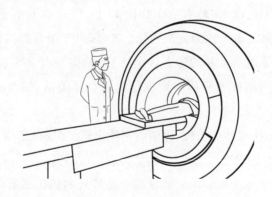

诊断与鉴别诊断

中央型肺癌:中央型肺癌的诊断依据为支气管壁增厚,可合并支气管腔内结节及腔外肿块。中央型肺癌的阻塞性肺炎在胸部 X 线片上有时易误认为一般肺炎或继发型肺结核。CT 检查时应注意所属支气管有无狭窄，薄层或 HRCT 扫描可清楚显示支气管腔的狭窄与阻塞。同时应注意有无肺门及纵隔淋巴结肿大。中央型肺癌引起的肺不张应与结核及慢性肺炎引起的肺不张相区别。结核性肺不张内有含气支气管像，并常见支气管扩张、钙化及卫星灶；结核、肺炎所致肺不张均无肺门肿块，支气管通畅。中央型肺癌需与支气管结核区别。肺癌的支气管狭窄较局限，而支气管结核的狭窄范围较长，可累及主支气管及叶、段支气管。肺门肿块也是诊断肺癌的重要依据。

周围型肺癌：CT 对于早期周围型肺癌的诊断有重要意义，有助于肺癌与其他肺内 ≤2cm 的孤立结节的鉴别。肺癌的特点是有空泡征，边缘毛糙、有分叶征，周围血管集中和胸膜凹陷等。结核球的特点为边缘光滑清楚，无分叶或分叶较浅，可有点状或斑片状钙化及卫星灶；错构瘤边缘光滑清楚，有浅分叶或无分叶，病变内有脂肪及钙化。根据病灶的 CT 特点，多数结节可做出正确诊断，正确率可达 86.0% 以上。然而肺癌所具备的绝大多数征象不是特异的，虽然有些征象在肺癌较常见，但也可见于良性病变，因而在肺癌诊断中不能仅凭某一种征象作为依据，要仔细发现病灶所具有的征象，对其做综合分析。在诊断中应注意患者的临床症状及以往的影像资料，这对鉴别诊断十分重要。对于肺癌高危人群，如果以往胸片正常，肺内有新出现的孤立结节，应首先考虑肺癌的诊断。增强扫描用于 CT 平扫难以确诊的病例。CT 导向经皮穿刺活检对于肺癌诊断的敏感性可高达 93%~96%，此种

温馨提示

根据 CT 所见诊断为良性病变的患者如不手术，必须密切观察两年以上。

方法安全，是周围型肺癌定性诊断的可靠方法。对肺癌高危人群采用胸片或低剂量螺旋 CT 筛查，可早期发现肺癌。

弥漫型肺癌：表现为两肺多发斑片影或肺叶、肺段实变影，与肺炎鉴别困难。病变经抗感染治疗不吸收，有淋巴结肿大，均有助于与肺炎区别。

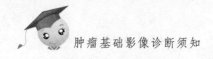

28 肺转移瘤的临床和影像学特点

肺是转移瘤的好发脏器。原发恶性肿瘤向肺内转移的途径有血行转移、淋巴管转移和肿瘤直接侵犯。

多数肺转移瘤患者先有原发肿瘤的临床症状及体征，也有些患者缺乏原发肿瘤的临床表现。肺转移瘤病变较轻微的患者可无任何症状。主要的临床表现为咳嗽、呼吸困难、胸闷、咯血和胸痛等。

肺转移瘤以血行转移最为常见。瘤栓到达肺小动脉及毛细血管后，可浸润并穿过血管壁，在周围间质及肺泡内生长，形成肺转移瘤。淋巴管转移是肿瘤细胞穿过血管壁侵入周围淋巴管，形成多发的小结节病灶。常发生于支气管血管周围间质、小叶间隔及胸膜下间质，并通过淋巴管在肺内播散。肿瘤向肺内直接转移的原发病变为胸膜、胸壁及纵隔的恶性肿瘤。

影像学表现

X线：血行性转移表现为两肺多发结节及肿块，以两肺中下肺野常见。较大的病灶可达 10cm 以上，较小的病变可为粟粒，病变边缘清楚。也可表现为单发的结节和肿块，也有的表现为多发空洞影像。小结节及粟粒病变多见于甲状腺癌、肝癌、胰腺癌及绒毛膜上皮癌转移；多发及单发的较大结节及肿块见于肾癌、结肠癌、骨肉瘤及精原细胞瘤等的转移。骨肉瘤的肺转移可有钙化。淋巴道转移表现为网状及多发细小结节阴影，可见 K 氏 B 线。纵隔、胸膜、胸壁的肺内直接侵犯表现为原发肿瘤邻近的肺内肿块。

CT：①血行转移：为多发或单发结节，大小不一，多为球形，边缘清楚光滑，以中下肺野多见。少数结节伴发出血时出现"晕轮征"，即有略高密度影像环绕结节，使病变边缘模糊。伴有钙化的病变常见于骨肉瘤及软骨肉瘤转移。转移瘤亦可表现为多发空洞。两肺多发的小结节影像具有随机分布的特点。HRCT显示结节位于小叶中心、小叶间隔、支气管血管束及胸膜，但结节大小不均匀。②淋巴管转移。HRCT 表现为沿淋巴管分布的结节。支气管血管束增粗，并有结节，小叶间隔呈串珠状改变或增粗，小叶中心有结节灶，并有胸膜下结节。病变在两肺弥漫分布或局限于某一部位，以中下肺多见。常合并胸腔积液。约半数患者有纵隔及肺门淋巴结肿大。

诊断与鉴别诊断

具有原发恶性肿瘤的患者肺内出现结节影像或间质病变时，应考虑到肺转移瘤。

肺转移瘤需与肺结核、肺炎、真菌病、胶原病、肺尘埃沉着病、结节病等鉴别。与肺转移瘤相鉴别的最常见的是肺结核疾病。急性血行播散性肺结核结节的大小、密度、分布均匀，血行转移的结节大小及分布可不均匀。多发的肺结核球有时需与转移瘤鉴别，肺结核无卫星灶时鉴别困难，需结合临床及化验诊断。淋巴管转移的支气管血管束均匀增粗需与间质性肺水肿鉴别，肺水肿及肺纤维化一般无结节。支气管血管束及小叶间隔结节状增粗需与结节病、肺尘埃沉着病相鉴别，后者常有小叶结构扭曲变形等间质纤维化改变。

29 胸膜间皮瘤的临床和影像学特点

胸膜间皮瘤(mesothelioma of pleura)是原发于胸膜的肿瘤，起源于胸膜的间皮细胞与纤维细胞，可发生于胸膜腔任何部位。肿瘤底部一般较宽平，贴附于胸膜上。

病理上可分为上皮型、纤维型和混合型。可起源于脏层或壁层胸膜，以前者多见。

局限型良性胸膜间皮瘤可无临床症状，恶性胸膜间皮瘤可表现为胸痛(多为剧痛)、呼吸困难、咳嗽、体重下降，部分病例可出现肺性肥大性骨关节病。

影像学表现

X线检查：X线透视与胸片难以显示小的病灶，有时仅可见胸腔积液，病变较大时可以显示凸入肺

临床上胸膜间皮瘤的分类

临床上将胸膜间皮瘤分为局限型与弥漫型两种类型。局限型胸膜间皮瘤多为良性（恶性占14%~30%），弥漫型胸膜间皮瘤均为恶性。胸膜间皮瘤发病原因不明，但目前认为弥漫型胸膜间皮瘤与接触石棉有关，文献表明约半数病例有石棉接触史。

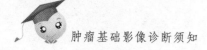

野的结节,呼吸时随肋骨运动,而肺内肿块呼吸时随膈肌一起上下移动。

CT:局限型胸膜间皮瘤多发生在肋胸膜,亦可发生于胸膜的其他部位,呈类圆形或分叶状的肿块,边缘光滑锐利,亦可带蒂。与胸膜可呈锐角或钝角相交,带蒂者就更证明病变来源于胸膜,并为良性。肿瘤内偶可见钙化及出血坏死。增强检查多呈均匀一致的强化(液化坏死区及钙化部分除外)。弥漫型胸膜间皮瘤的主要 CT 表现是,胸膜较广泛的结节状或不规则状增厚,伴胸腔积液,以胸膜腔下部受累多见,亦可累及其他部位胸膜,若纵隔胸膜受累可引起纵隔固定。由于恶性胸膜间皮瘤多经淋巴转移,故可发现肿大的淋巴结影。有些病例可见有椎体或肋骨破坏。

MRI:MRI 亦可较好地显示胸膜间皮瘤。一般为不规则大片状或锯齿状、在 T_1WI 上呈略高信号;在 T_2WI 上呈高信号。血性胸腔积液呈短 T1 长 T2 信号。

诊断与鉴别诊断

胸膜间皮瘤是胸膜较多见的肿瘤,良性者呈完整的结节影,常偶然发现;恶性胸膜间皮瘤多表现为较为广泛的不规则结节,伴胸腔积液。胸膜间皮瘤需与其他胸膜病变及肺外围病变鉴别,与肉瘤、淋巴瘤、转移瘤较难区别,必要时需行胸膜活检确诊。

30 胸膜转移瘤的临床和影像学特点

胸膜转移瘤(metastatic tumor of pleura)是其他部位肿瘤沿血行或淋巴途径转移到胸膜所致,主要见于肺癌、乳腺癌、胃肠道肿瘤及卵巢肿瘤。

主要病理变化为胸膜散在多发的转移性结节,且多伴有胸腔积液(血性)。临床主要表现为胸痛及进行性呼吸困难。

影像学表现

X 线检查:X 线片难以发现小的转移病灶,必要时可加用滤线器或用体层摄影协助诊断,若胸腔积液量多,则可掩盖病变,可抽吸积液后再行 X 线检查。

CT:CT 检查可仅见大量胸腔积液而无明显结节性病灶,部分病例可见胸腔散在的结节形成,或不规则结节状增厚,同时可见纵隔内肿大的淋巴结影,其表现大致与弥漫型胸膜间皮瘤类似,增强检查胸膜转移瘤之结节影强化明显。

MRI:MRI 检查的表现类似弥漫型恶性胸膜间皮瘤, 无特异性, 注射 Gd-DTPA 后可见明显强化。

诊断与鉴别诊断

胸膜转移瘤由其他部位的原发恶性肿瘤转移至胸膜而形成,故依据原发肿瘤的存在,结合胸膜散在结节伴血性胸腔积液可以诊断,必要时也可依据胸水细胞学检查和(或)胸膜活检而确定诊断。本病需与弥漫型胸膜间皮瘤鉴别。

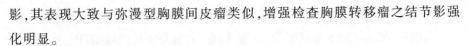

31 胸腺瘤的临床和影像学特点

胸腺瘤(thymoma)一般认为是起源于未退化的胸腺组织,是前纵隔最常见的肿瘤,患者多数为成年人。

组织学上胸腺瘤分为上皮细胞型、淋巴细胞型及混合型,又有良性及恶性之分。目前认为良、恶性难以明确分界,故提倡分为侵袭性与非侵袭性。胸腺瘤呈良性特征时包膜完整,呈恶性特征时则包膜不完整,向邻近结构侵犯,如侵及胸膜可以引起胸腔积液,侵及心包可引起心包积液。从病理上讲胸腺瘤可以完全呈囊性,称为胸腺囊肿;若胸腺组织中混有大量脂肪组织,则称为胸腺脂肪瘤。

临床表现中除纵隔肿瘤的一般表现外,胸腺瘤还有其典型的临床表现,即其与重症肌无力有明显关系,约15%胸腺瘤出现重症肌无力。

影像学表现

X 线检查:X 线后前位胸片可见纵隔增宽,侧位可见前纵隔内肿块影。若病变呈囊性则可见病变上窄下宽(液体重力作用)。透视检查可见病变形态随呼吸有一定程度改变。

CT:CT 检查可见肿瘤呈类圆形,可有分叶,多位于前纵隔中部,少数位置较高或发生于后纵隔甚至纵隔外,如颈部、胸膜或肺。小的胸腺瘤多位于中线一侧,大的胸腺瘤可位于中线两侧。部分胸腺瘤可有囊变。增强检查见肿瘤呈近似均匀性强化。恶性胸腺瘤浸润性生长,边缘不规则,侵及胸膜可见胸膜结节形成及胸腔积液。心包受累则出现类似表现。

MRI：一般在 T1WI 上呈低信号，在 T2WI 上呈高信号。Gd–DTPA 增强检查瘤灶强化而显示更为明确。在放疗后行 MRI 检查，在 T2WI 上残余肿瘤呈高信号，纤维化组织呈低信号，可以对残余肿瘤做出较为明确的诊断。

32 纵隔畸胎类肿瘤的临床和影像学特点

畸胎类肿瘤亦为纵隔内常见的肿瘤，发病原因不明，一般认为是由于胚胎时期第 3、4 对鳃弓发育异常而致，主要为部分多潜能组织、细胞迷走脱落，并随心血管的发育进入纵隔所致。

病理上分两种类型：一类是囊性畸胎瘤，即皮样囊肿(dermoid cyst)，含外胚层与中胚层组织，多呈单房囊状，壁外层为纤维组织，内层为复层鳞状上皮及脂肪、汗腺、毛发、毛囊肌肉组织，亦可有钙化、牙齿及骨骼。另一类是实性畸胎瘤，通常称为畸胎瘤(teratoma)，组织学上含 3 个胚层，结构复杂，在人体各部位出现的组织结构几乎均可以出现。

临床上若肿瘤较小可无任何症状，多在常规检查中发现，较大时可出现前述纵隔肿瘤的相应临床症状，发生支气管瘘时可出现咳嗽、咯血，典型时可咳出毛发、钙化物等。若在颈部等体表形成瘘管，可从瘘口溢出脂类物质及毛发。亦可出现胸腔积液、肺性骨关节病，恶性病例可发生转移。

温馨提示

纵隔畸胎类肿瘤虽在胎儿期即存在，但多在成年后才被发现。

影像学表现

X 线检查：X 线胸片可见肿瘤多位于前纵隔，特别是心脏与大血管交界的前、中纵隔处，个别病例可位于后纵隔，左侧多于右侧。肿瘤常呈类圆形，可有轻度分叶，大小不等。肿瘤继发感染后周围粘连而呈锯齿状，或形成毛刺。其内若发现骨骼影则有诊断意义。

CT：CT 检查是诊断畸胎瘤的最佳影像学方法。CT 表现为：①囊性畸胎瘤多为厚壁囊肿,CT可明确显示其壁的厚度。②含有脂肪成分的畸胎瘤可在CT值的检测中显示负值,多为-25~-50HU。③瘤灶内的钙化或骨骼成分呈CT值大于100HU的高密度影。④显示畸胎瘤的囊实性成分,及其瘤灶与周围结构的关系,浸润性生长提示恶性。⑤增强扫描呈不均匀强化,瘤灶一过性显著强化常提示恶性。

MRI:MRI对脂肪的显示极具特征,在T1WI和T2WI上均呈高信号,但对钙化成分的识别不及CT。

诊断与鉴别诊断

畸胎瘤多见于前、中纵隔,密度不均匀,瘤灶内出现钙化、畸形的骨骼或牙齿及脂肪等多种组织成分,影像学表现典型,多可明确诊断。少数瘤灶呈均一软组织密度,表现不典型,尤其是位于中、后纵隔者,诊断较困难,应注意与纵隔内其他肿瘤鉴别。瘤灶呈浸润性生长,增强扫描又呈一过性显著强化,提示为恶性。

33 神经源性肿瘤的临床和影像学特点

神经源性肿瘤(neurogenic neoplasms)是常见的纵隔肿瘤,占全部纵隔肿瘤的14%~25%,其中90%位于椎旁间隙,少部分肿瘤偏前。

后纵隔神经源性肿瘤主要分交感神经源与周围神经源两大类,其中节细胞神经瘤是交感系统最常见的肿瘤,节神经母细胞瘤和交感神经母细胞瘤属恶性,较少见。周围神经中常见的有三种,即神经鞘瘤、神经纤维瘤和恶性神经鞘瘤。

临床上这类肿瘤多无明显症状及体征,常偶然发现,肿瘤较大时可以出现压迫症状。此外,从副神经节发生的副神经节瘤以靠近心脏底部的前上纵隔为多,可以分泌肾上腺素,临床可出现高血压及血压波动。

影像学表现

X线检查:胸片上肿瘤多位于后纵隔脊柱旁,呈类圆形或哑铃状。后者一端位于椎管内,另一端通过椎间孔生长于脊椎旁,致椎间孔扩大,邻近骨质有吸收或破坏。

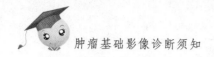
CT：CT可以更清楚地显示病变，大多位于脊柱旁沟，呈类圆形，内部密度大致均匀，多数神经鞘瘤因含较多的脂肪，而总体密度比肌肉低。良性者边缘光滑锐利，可压迫邻近骨质造成骨质吸收，致使骨质呈光滑的压迹。恶性者呈浸润性生长，边界不清楚，内部密度不均匀。病变侵及椎管内外时，CT可清楚地显示病变呈哑铃状形态。

MRI：MRI多表现为后纵隔长T1长T2信号，瘤内囊变呈更长T1、更长T2信号。行Gd–DTPA增强扫描瘤体有明显强化。对骨质破坏及钙化的显示MRI不如CT敏感和直观，但MRI对瘤体与椎管的关系及脊髓是否受压等显示则明显优于CT。

诊断与鉴别诊断

本病发病年龄常较小，瘤灶多见于后纵隔，可见椎间孔扩大，邻近椎体破坏等特点，不难做出诊断。

常需与神经源性肿瘤鉴别的有

- 椎旁脓肿。多为梭形，中心为液化区，周围为纤维组织的壁，结合椎体结核的其他特征性表现不难鉴别。
- 脑脊膜膨出。有先天性脊椎畸形，结合病变与脊柱之关系及其内部密度不难鉴别。

34 不同成像技术在乳腺检查中的临床应用

X线检查的应用价值和限度：乳腺X线摄影主要用于乳腺疾病的普查和乳腺癌的早期发现和早期诊断。乳腺导管造影主要适用于有乳头溢液的患者。乳腺X线摄影操作简单，比较经济，诊断准确。熟练掌握正确的投影技术和诊断技能，X线摄影能够对乳腺癌做出早期诊断，已成为乳腺疾病诊断首选的影像学检查方法，并被用作50岁以上妇女乳腺疾病的普查手段。但X线摄影在某些方面尚存在局限性，即使在最佳的摄影和诊断条件下，仍有5%~15%乳腺癌因各种原因而呈假阴性。乳腺X线摄影的另一较大局限性是关于良、恶性病变的鉴别诊断，由于乳腺影像特征的多变性，乳腺疾病的X线诊断仍有较高的假阳性率。乳腺病变的检出和诊断是依靠病变与正常乳腺之间密度

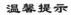

差及病变形态学表现。乳腺病变和其他系统病变相同，也存在"同病异影，异病同影"的诊断难题，因而诊断时必须了解乳腺各种疾病影像学表现的病理基础，并要同临床资料相结合。随着计算机技术的飞速发展，计算机辅助检测（computer aided detection，CAD）系统已被越来越广泛地应用于影像诊断领域。乳腺

温馨提示

在美国，依据X线普查而建议活检的妇女中只有25%~29%为乳腺癌。尽管如此，X线摄影至今仍是诊断乳腺疾病最基本的影像学检查方法。

CAD是使X线片所显示的图像数字化或直接将数字乳腺摄影的数据输入，通过对各种异常征象检测并予以标记，再由专科医师复阅，以期提高微小病变和微小钙化的检出能力。

超声检查的应用价值和限度：超声检查能清晰显示乳腺内各层结构，对于乳腺疾病的诊断也是一种有价值的影像学检查方法。超声检查对囊性病灶较敏感，可明确区分囊性及实性肿块，并能在囊性增生性病变中发现乳腺肿瘤；具有实时性，可动态观察病灶的弹性、活动性，并可观察彩色多普勒血流情况；对临床未触到或X线片未发现的病灶进行确认并可行超声引导下活检及术前定位；可显示腋窝淋巴结；有助于评估致密型乳腺及植入乳腺假体后的可疑病变；对纤维腺瘤有较为特征性表现。超声检查无辐射性，是青少年或妊娠、哺乳期妇女乳腺病变的首选检查方法。但其诊断准确性很大程度上取决于所使用的设备及检查医生的个人经验；10MHz以上的探头虽可提高成簇微小钙化的检出率，但敏感性仍不如X线片；对于较小病变，超声检查常常不易显示或不能可靠区分良、恶性。

CT的应用价值和限度：CT一般作为乳腺X线摄影和超声检查的补充检查手段。CT检查乳腺的原理和X线摄影相仿，取决于病变对X线的吸收量，但CT的密度分辨力高，可清晰显示乳腺内的解剖结构，对观察致密型乳腺内的病灶、发现胸壁异常改变、检出乳腺尾部病变以及腋窝和内乳淋巴结肿大等要

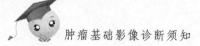
优于 X 线片。此外,CT 对乳腺病变不仅可做形态学观察,而且通过增强扫描还可评估病变的血供情况。但 CT 平扫对鉴别囊、实性病变的准确性不及超声检查;CT 对微小针尖状钙化特别是当钙化数目较少时的显示不及 X 线片;对良、恶性病变的鉴别诊断也无特殊价值。此外,CT 检查的射线剂量比 X 线摄影大,检查费用亦高,因此,不宜作为乳腺疾病的首选检查手段。

MRI 的应用价值和限度:MRI 软组织分辨力高,对鉴别良、恶性病变有较高价值,且无辐射性,已成为 X 线检查的重要补充方法。乳腺 MRI 检查的优点为:①对发现乳腺病变具有较高的敏感性,特别是对于 X 线片评估较为困难的致密型乳腺、乳腺癌术后局部复发以及观察乳房成形术后假体位置、有无逸漏或并发症和后方乳腺组织内有无癌瘤等;②无辐射性;③适用于 CT 检查中使用对比剂过敏者;④双侧乳腺同时成像;⑤断层能力及任意三维成像,可使病灶定位更准确、显示更直观;⑥对特殊部位如位于乳腺高位、深位病灶的显示要优于 X 线片;⑦对多中心、多灶性病变的检出、对胸壁侵犯的观察以及对胸骨后、纵隔、腋窝淋巴结转移的显示要优于其他检查方法,因此 MRI 对乳腺癌的准确分期可为临床制订治疗方案提供可靠的依据;⑧可靠鉴别乳腺囊性和实性肿物;⑨行动态增强扫描,可了解病变血流灌注情况,有助于良、恶性病变的鉴别。

乳腺 MRI 检查的局限性

- 对微小钙化不敏感,特别是当钙化数目较少,如仅 3~5 枚时,而此种微小钙化常是诊断乳腺癌的可靠依据,因此,乳腺 MRI 诊断仍需结合 X 线片。
- MRI 检查相对比较复杂,检查时间较长,有时图像受呼吸运动伪影的影响,在一定程度上限制了其推广和应用。
- 良、恶性病变的 MRI 表现存在一定的重叠,因此对 MRI 表现不典型的病变不能取代乳腺活检。

35 乳腺增生性疾病的临床及影像学表现

乳腺增生性疾病为女性乳腺多见的一类病变,发病高峰年龄在 30~40 岁,可单侧或双侧发病。乳腺 X 线摄影、超声为此类病变的主要影像学检查方法。乳腺增生性疾病的临床症状为乳腺胀痛和乳腺内多发性肿块,症状常与月经周期有关。有关此类疾病的病理诊断标准及分类尚不统一,故命名较为混乱。一般组织学上将乳腺增生性疾病描述为一类以乳腺组织增生和退行性变为特征的病变,伴有上皮和结缔组织的异常组合,包括囊性增生病(cystic hyperplasia)、小叶增生(lobular hyperplasia)、腺病(adenosis)和纤维性病(fibrous disease),其中囊性增生病包括囊肿、导管上皮增生、乳头状瘤病、腺管型腺病和大汗腺样化生,它们之间有依存关系,但不一定同时存在。

影像学表现

在乳腺增生性疾病的影像学检查中,选择正确的检查时间很重要。由于月经前可能加重增生性改变,所以最好在月经后1~2周行影像学检查,或经前、经后分别检查以进行对比。

X线检查:X线片上表现因乳腺增生成分不同而各异,通常表现为乳腺内局限性或弥漫性片状、棉絮状或大小不等的结节状影,边界不清。小乳管高度扩张形成囊肿时,表现为圆形或卵圆形密度较纤维腺瘤略淡或近似的阴影,边缘光滑、锐利,局限性或弥漫性遍布全乳,直径多小于1 cm,个别单发囊肿直径可大于1 cm。极

> **温馨提示**
>
> 需要注意的是,在致密增生影中可合并癌瘤,此时易造成假阴性诊断。

少数病例因囊内含乳酪样物而呈透亮影。若囊肿较密集,可因相互挤压,使囊肿呈新月状表现,或在圆形影的某一边缘出现弧形压迹。

超声检查:乳腺腺体增厚,结构紊乱,内部回声不均匀,回声光点增粗。如有乳管囊性扩张或囊肿形成,可见管状分布或类圆形大小不等的无回声区,边界清晰,多数有包膜,后方回声增强。

CT:CT平扫可见乳腺组织增厚,呈片状或块状多发致密影,密度略高于周围腺体,在增厚的组织中可见条索状低密度影。有囊肿形成时,显示为圆形或椭圆形水样密度区,密度均匀,无强化。

MRI:在平扫T1WI上,增生的导管腺体组织表现为低或中等信号,与正常

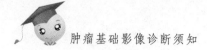

乳腺组织信号相似;在 T2WI 上,信号强度主要依赖于增生组织内含水量,含水量越高信号强度亦越高。当导管、腺泡扩张严重,分泌物潴留时可形成囊肿,囊肿直径多小于 1 cm,多发,在 T1WI 上呈低信号,在 T2WI 上呈高信号。少数囊肿因液体内蛋白含量较高,在 T1WI 上亦呈高信号。个别单发囊肿直径可大于 1 cm。在动态增强扫描时,多数病变表现为多发或弥漫性小片状或大片状轻至中度的渐进性强化,强化程度通常与增生的严重程度成正比,增生程度越重,强化就越明显,严重时强化表现可类似于乳腺恶性病变。

诊断与鉴别诊断

乳腺增生性疾病的影像学诊断应密切结合患者年龄、症状、体征、生育史及月经情况等。同样的影像学表现,如为一年轻、无症状的女性,则很可能是一正常致密型乳腺,但若为中、老年有生育史且有临床症状者,则可能为增生。此外,部分增生病患者可为多种成分增生,当难以区分何种成分为主时可统称为增生病。

乳腺增生病的诊断要点

- 患者多为 30~40 岁,病变常为双乳,临床症状与月经周期有关。
- X 线片和 CT 上,增生的乳腺组织多表现为弥漫性片状或结节状致密影。
- 动态增强 CT 或 MRI 检查病变多表现为缓慢渐进性强化。

局限性乳腺增生,尤其是伴有结构不良时需与浸润型乳腺癌鉴别,局限性增生通常无血运增加、皮肤增厚及毛刺等恶性征象,若有钙化,亦多较散在,而不同于乳腺癌那样密集,且增生多为双侧性。动态增强 CT 或 MRI 检查也有助于两者的鉴别,局限性乳腺增生的密度或信号强度多表现为缓慢渐进性增加,于强化晚期时相,病变的密度或信号强度仍处于上升趋势,而浸润型乳腺癌的密度或信号强度则呈快速明显增高且快速廓清的特征。

36 乳腺纤维腺瘤的临床和影像学特点

乳腺纤维腺瘤(fibroadenoma)是最常见的乳腺良性肿瘤,多发生在 40 岁以下妇女,可见于一侧或两侧,也可多发,多发者约占 15%。乳腺 X 线摄影、超声检查是乳腺纤维腺瘤的主要影像学检查方法,而 CT、MRI 检查则有助于进一步确诊及鉴别诊断。

纤维腺瘤是由乳腺纤维组织和腺管两种成分增生共同构成的良性肿瘤。在组织学上,可表现为以纤维组织为主要成分,也可表现为以腺上皮为主要成分,按其比例不同,可称之为纤维腺瘤或腺纤维瘤(adenofibroma),但多数肿瘤以纤维组织增生为主要改变。其发生与乳腺组织对雌激素的反应过强有关。

温馨提示

患者一般无自觉症状,多为偶然发现,少数可有轻度疼痛,为阵发性或偶发性,或在月经期明显。触诊时可触及类圆形肿块,表面光滑,质韧,活动,与皮肤无粘连。

影像学表现

X 线检查:纤维腺瘤通常表现为圆形或卵圆形肿块,亦可呈分叶状,直径多为 1~3cm,边缘光滑整齐,密度近似正常腺体密度,肿块周围可有薄层晕环,为被推压的周围脂肪组织。部分纤维腺瘤在 X 线片上可见钙化,钙化可位于肿块的边缘部分或中心,可呈蛋壳状、粗颗粒状、树枝状或斑点状,钙化可逐渐发展,相互融合而成为大块状钙化或骨化,占据肿块的大部或全部。纤维腺瘤的 X 线检出率因肿瘤的部位、大小、病理特征、钙化情况及乳腺本身类型而异。如发生在致密型乳腺中,由于纤维腺瘤本身的密度近似于正常腺体组织,缺乏自然对比而呈假阴性,此时行超声、CT 或 MRI 检查有助于正确诊断。相比而言,X 线对脂肪型乳腺中的纤维腺瘤检出率则非常高。

超声检查:肿块呈圆形或卵圆形,轮廓整齐,横径通常大于纵径,有光滑清晰的包膜回声。内部呈均匀低回声,肿块后方回声正常或轻度增强,可见侧方声影。如有钙化,则其后方可出现声影。彩色多普勒显示肿块内通常无血流。

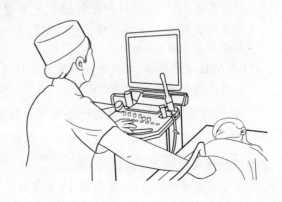

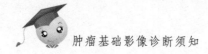

CT：CT平扫，肿块呈圆形或卵圆形，轮廓整齐，边缘光滑，密度一般较淡，部分瘤内可见钙化。当肿瘤发生于致密型乳腺内时，密度与腺体组织近似，CT平扫常常漏诊。CT增强扫描，纤维腺瘤一般呈轻中度均匀强化，强化后CT值常增高30~40HU，但少数血运较丰富的纤维腺瘤亦可呈明显强化。

MRI：纤维腺瘤的MRI表现与其组织成分有关。在T1WI上，肿瘤多表现为低信号或中等信号，轮廓边界清晰，圆形或卵圆形，大小不一。在T2WI上，依肿瘤内细胞、纤维成分及水的含量不同而表现为不同的信号强度：纤维成分含量多的纤维性纤维腺瘤(fibrous fibroadenomas)信号强度低；而水及细胞含量多的黏液性及腺性纤维腺瘤(myxoid and glandular fibroadenomas)信号强度高。肿瘤内结构多较均匀，信号一致。发生退化、细胞少、胶原纤维成分多者在T2WI上呈低信号。约64%的纤维腺瘤内可有由胶原纤维形成的分隔，其在T2WI上表现为低或中等信号强度。钙化区无信号。通常发生在年轻妇女的纤维腺瘤细胞成分较多，而老年妇女的纤维腺瘤则含纤维成分较多。动态增强MRI扫描，纤维腺瘤表现亦可各异，但大多数(80%)表现为缓慢渐进性的均匀强化或由中心向外围扩散的离心样强化；少数者，如黏液性及腺性纤维腺瘤亦可呈快速显著强化，其强化类型有时难与乳腺癌鉴别。所以准确诊断除了依据强化程度、时间–信号强度曲线类型外，还需结合病变形态学表现进行综合判断，以减少误诊。

诊断与鉴别诊断

乳腺纤维腺瘤的诊断要点

- 患者多为40岁以下的中青年女性，无明显自觉症状，多为偶然发现。
- 影像学表现为类圆形肿块，边缘光滑、锐利，可有分叶，密度或信号均匀，部分可见粗颗粒状钙化。
- CT、MRI增强扫描，大多数纤维腺瘤表现为缓慢渐进性的均匀强化或由中心向外围扩散的离心样强化。

乳腺纤维腺瘤除应与乳腺癌鉴别外，尚需与乳腺其他良性肿瘤和肿瘤样病变鉴别，如乳腺脂肪瘤、错构瘤和积乳囊肿等。

纤维腺瘤与乳腺癌鉴别要点

- 乳腺癌患者年龄多在35岁以上，多有相应的临床症状。

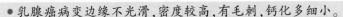

- 乳腺癌病变边缘不光滑,密度较高,有毛刺,钙化多细小。
- CT、MRI 动态增强扫描,乳腺癌密度或信号强度趋于快速明显增高且快速减低,强化方式多由边缘向中心渗透,呈向心样强化。

纤维腺瘤与乳腺脂肪瘤(lipoma)鉴别要点

- 脂肪瘤少见,多发生在中年以上妇女,触诊时为柔软、光滑、可活动的肿块,界限清晰。
- 脂肪瘤在 X 线片上表现为卵圆形或分叶状脂肪样密度的透亮影,周围围以较纤细而致密的包膜,在透亮影内常有纤细的纤维分隔。
- 超声影像图上病变呈扁平状,边界清晰,内部为均匀中低回声,高于皮下脂肪组织回声,无后方回声增强及侧方声影,具有可压缩性。
- 脂肪瘤在 CT 上表现为卵圆形脂肪样低密度肿物,其内常可见纤细的纤维分隔,周围有纤细而致密的包膜。肿瘤较大时,周围乳腺组织可被推挤移位。
- 脂肪瘤在 MRI T1WI 和 T2WI 上均呈高信号,在脂肪抑制序列上呈低信号,其内无正常的导管、腺体和血管结构,有时可见肿瘤周围的低信号包膜,增强后无强化。

纤维腺瘤与乳腺错构瘤(hamartoma)鉴别要点

- 乳腺错构瘤为正常乳腺组织的异常排列组合而形成的一种少见的瘤样病变。肿瘤主要由脂肪组织组成,其可占肿瘤的 80%,其余为混杂不同比例的腺体和纤维组织。触诊肿物质软,或软硬不一。
- X 线片上,混杂密度为乳腺错构瘤的典型表现,包括低密度的脂肪组织及较高密度的纤维腺样组织,且多以低密度的脂肪组织为主,具有明确的边界,据此特征性表现即可明确诊断,无需进一步检查。

纤维腺瘤与乳腺积乳囊肿(galactocele)鉴别要点

- 积乳囊肿比较少见,它是由于泌乳期一支或多支乳导管发生阻塞、乳汁淤积形成,常发生在哺乳期或哺乳期后妇女。
- 根据积乳囊肿形成的时间及内容物成分不同,X 线片上呈不同表现类型,其中致密结节型积乳囊肿表现为圆或卵圆形致密结节影,密度可均匀,或因脂肪聚集而出现小透亮区,边缘光滑锐利,周围亦可有完整或不完整的透亮环,此型与纤维腺瘤不易鉴别,多依赖临床病史及体检加以区别。透亮型积乳囊肿内含大量脂肪,表现为圆或卵圆形部分或全部高度透亮的囊性结构,囊壁光滑整齐且较厚。
- CT 或 MRI 检查较 X 线检查更能明确囊肿内容物成分,增强后囊壁可有强化。

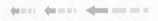

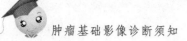

37 乳腺癌的临床和影像学特点

乳腺恶性肿瘤中约98%为乳腺癌(breast carcinoma)。我国乳腺癌发病率较欧美国家低,但近年来在大城市中的发病率正呈逐渐上升趋势,已成为女性首位或第二位常见的恶性肿瘤。乳腺癌的5年生存率,原位癌为100%,Ⅰ期为84%~100%,Ⅱ期为76%~87%,Ⅲ期为38%~77%,表明乳腺癌早期发现、早期诊断和早期治疗是改善预后的重要因素。

温馨提示

目前在乳腺癌一级预防尚无良策的阶段,乳腺癌的早期诊断具有举足轻重的作用,而影像学检查更是早期检出、早期诊断的重中之重。

乳腺X线摄影和超声检查为乳腺癌的主要影像学检查方法,尤其是乳腺X线摄影对显示钙化非常敏感。CT、MRI检查对致密型乳腺内瘤灶的观察、乳腺癌术后局部复发的观察、乳房假体后方乳腺组织内癌瘤的观察,对多中心、多灶性病变的检出,以及对胸壁侵犯和胸骨后、纵隔、腋窝淋巴结转移的显示,均优于其他方法,这对乳腺癌的诊断、术前分期及临床选择适当的治疗方案非常有价值。此外,CT、MRI对乳腺病变不仅可做形态学观察,还可通过动态增强扫描,了解血流灌注情况,有助于乳腺癌与其他病变的鉴别并可间接评估肿瘤生物学行为及其预后。乳腺癌好发于绝经期前后的40~60岁妇女,偶有男性发生乳腺癌。临床症状常为乳房肿块、疼痛、乳头回缩、乳头溢血。肿瘤广泛浸润时可出现整个乳腺质地坚硬、固定,腋窝及锁骨上可触及肿大的淋巴结。病理学上通常将乳腺癌分为三类:非浸润性癌、浸润性非特殊型癌和浸润性特殊型癌。

影像学表现

X线检查:乳腺癌在X线片上的表现可归纳为主要征象和次要征象两类。主要征象包括肿块、局限致密浸润、毛刺和恶性钙化;次要征象包括皮肤增厚和局限凹陷、皮下脂肪层混浊、乳头内陷、血供增加、阳性导管征、彗星尾征以及淋巴结肿大等。

(1)肿块:肿块是乳腺癌最常见、最基本的 X 线征象。肿块在 X 线片上显示率因乳腺本身类型及肿瘤病理类型而异,在脂肪型乳腺显示率高,而在致密型乳腺显示率则较低。肿块的形状多呈类圆形、分叶状或不规则形。肿块的边缘多数可见轻微或明显的毛刺或浸润,或两者兼有。肿块密度多较高,要高于同等大小的良性肿块。

(2)局限致密浸润:局限致密浸润表现为乳腺某一区域的密度异常增高或两侧乳腺比较出现不对称致密。此征象可为良性病变,如增生、慢性炎症等,但约 1/3 系癌瘤所致,特别是当局部血供增加时应考虑恶性病变。

(3)钙化:钙化是乳腺癌的一个主要 X 线征象,其有助于乳腺癌的检出和诊断。据统计,4%~10%的病例,钙化是诊断乳腺癌的唯一阳性依据。在所谓临床"隐性"乳腺癌中,50%~60%是仅凭钙化做出诊断的。乳腺癌的钙化多表现为细小砂粒状,常密集成簇,粗细不均,浓淡不一。钙化可位于肿块内或外,也可看不到肿块,只见成簇的钙化。

(4)毛刺:毛刺为乳腺癌的一个重要 X 线征象,通常见于肿块或浸润区的边缘。毛刺的形态表现多样,可为较短小的尖角状突起或呈粗长触须状、细长状、伪足状、火焰状、不规则形等。有的病例毛刺较细小,需放大观察才能识别。

(5)皮肤增厚和局限凹陷:乳腺癌的皮肤增厚可由于肿瘤经浅筋膜浅层及皮下脂肪层而直接侵犯皮肤所致,或由于血运增加、静脉瘀血及淋巴回流障碍等原因所造成。在出现皮肤增厚的同时,还可同时伴有邻近的皮下脂肪层致密、混浊,并出现粗糙网状交叉的索条阴影,悬吊韧带增粗、致密,浅筋膜浅层也显示局限增厚、致密。皮肤局限凹陷常与皮肤增厚并存,系纤维收缩牵拽皮肤所致。

(6)乳头内陷:乳头内陷多见于中、晚期乳腺癌。判断乳头是否有内陷,必须用标准的正或侧位片,即乳头应处于切线位。此外,需观察对侧乳房及询问病史,以除外先天性乳头内陷。

(7)血供增加:表现为乳腺内出现增多、增粗、迂曲的异常血管影。

(8)导管征:表现为乳头下一支或数支乳导管增粗、密度增高、边缘粗糙,

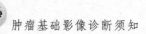

并指向癌灶方向。此征非特异性,有时亦可见于良性病变。

(9)彗星尾征:此征系乳腺实质被癌瘤侵犯和(或)牵拽所造成,通常位于癌灶的后或上方,形成一个向外逐渐变细的狭长三角形致密阴影,此征比较少见。

(10)淋巴结肿大:淋巴结肿大可为癌瘤转移所致,也可为炎症所致,病理性淋巴结一般呈圆形或不规则形,密度增高,淋巴结门结构消失或发生实变。

超声检查:可见肿瘤形态不规则,边缘不光滑,常呈蟹足样生长,与正常组织分界不清,纵径通常大于横径。无包膜回声,肿瘤内部多为不均匀的低回声,可有强回声光点,部分有声影,较大肿块内部可见液性暗区,肿块后方回声衰减,侧方声影少见。肿瘤较小者活动性好,无粘连,较大者活动性差,常与胸大肌粘连。部分患者可探及患侧腋窝处回声较低的肿大淋巴结。彩色多普勒显示肿块内有较丰富的高速低阻的动脉血流。

CT:乳腺癌的 CT 表现与 X 线片基本相同,但在某些征象的显示上,各有优缺点。在脂肪型乳腺,X 线平片发现小结节的能力要优于 CT;而在致密型乳腺,因 CT 为体层扫描,较少受相邻结构的重叠干扰,故发现病变的能力优于 X 线片。微小钙化在乳腺癌诊断中占有重要地位,CT 虽有较高的密度分辨力,但由于电压高、穿透力强,且受部分容积效应的影响,常无法显示微小钙化,或仅表现为一处局限高密度区。对于乳腺癌其他征象,如毛刺征、皮肤增厚、乳头内陷、血供增加、乳腺后脂肪间隙与胸大肌侵犯及腋下淋巴结肿大等,CT 较 X 线片显示得更明确和可靠。动态增强 CT 扫描乳腺癌多有明显强化,且表现为“快进快出”曲线类型,CT 值常增高50HU 以上。

MRI:乳腺癌在平扫 T1WI 上表现为低信号,当其周围由高信号脂肪组织

温馨提示

有少数良性肿瘤亦可有较明显强化,此时需结合病变的形态学表现综合判断。少数癌灶,包括一些“隐性”乳腺癌,在 CT 平扫时可能不明显,但通过增强扫描发现局限异常强化即可检出。

围绕时,则轮廓清楚;若病变周围为与之信号强度类似的腺体组织,则轮廓不清楚。肿块边缘多不规则,可见毛刺或呈放射状改变。在T2WI上,其信号通常不均且信号强度取决于肿瘤内部成分,成胶原纤维所占比例越大则信号强度越低,细胞和水含量高则信号强度亦高。MRI对病变内钙化的显示欠佳,特别是当钙化较小时。增强MRI是乳腺癌诊断及鉴别诊断必不可少的检查步骤,不仅使病灶显示较平扫更为清楚,而且可发现平扫上未能检出的肿瘤。动态增强MRI检查,乳腺癌信号强度趋于快速明显增高且快速减低,强化方式多由边缘强化向中心渗透,呈向心样强化。实际上MRI对比剂Gd-DTPA对乳腺肿瘤并无生物学特异性,其强化方式并不取决于良、恶性,而与微血管的数量及分布有关,因此,良、恶性病变在强化表现上亦存在一定的重叠,某些良性病变可表现类似恶性肿瘤的强化方式,反之亦然。故诊断时除评价病灶增强后血流动力学表现外,还需结合形态学进行综合考虑。

诊断与鉴别诊断

乳腺癌的诊断要点

- 患者多在35岁以上,有相应的临床症状。
- X线片上,病变边缘不光滑,密度较高,多有毛刺,钙化常较细小,可伴有皮肤增厚、乳头内陷。
- CT、MRI平扫及强化,可见病变形态不规则,可有星芒状或蟹足样凸起,与周围组织分界不清,内部密度或信号不均。动态增强扫描时病变密度或信号强度趋向快速明显增高且快速减低,强化方式多由边缘强化向中心渗透,呈向心样强化。

乳腺癌与纤维腺瘤的鉴别要点

- 纤维腺瘤多发生在40岁以下,无明显症状,多为偶然发现。
- 影像学表现为类圆形肿块,边缘光滑、锐利,密度较淡,部分可见粗颗粒状钙化。
- CT、MRI增强扫描,大多数纤维腺瘤表现为缓慢渐进性的均匀强化或由中心向外围扩散的离心样强化。

38 不同成像技术在消化系统肿瘤检查中的应用

目前对胃肠道疾病的诊断,X线检查仍是首选的影像检查技术。尽管其他一些先进的影像检查技术,如 CT 和 MRI、超声等对一部分疾病的诊断,显示出了很大优越性,但它们还不能取代 X 线检查。

胃肠道的 X 线检查,具有成像清晰的特点,并可灵活地利用多体位、多轴位和动态等观察方法,显示脏器的局部和全貌,并以此揭示观察胃肠道的疾病的形态与功能性改变。另外,它还具有简便、经济的特点。因此,到目前为止,在国内外对胃肠道影像学诊断中,X 线检查仍是应用最广泛和最基本的方法。

另外,对某些疾病,如胃肠道的恶性肿瘤,在 X 线诊断基础上再配合 CT 或超声检查,对于恶性肿瘤的临床分期、治疗方案的制订和预后的估计,更具有特殊的临床价值。

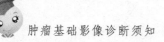 食管癌的临床和影像学特点

食管癌为我国最常见的恶性肿瘤之一,也是食管最常见的疾病。其发病率北方高于南方,山西、河南为高发区,男性多于女性。多在 40 岁以上发生,50~70 岁占多数。食管癌的病因尚无结论性意见,与多种因素有关,如饮酒过量、吸烟、亚硝胺、真菌毒素、微量元素、食管上皮病变、营养缺乏、遗传因素等。关于本病的病理学,因其发生于食管黏膜,以鳞状上皮癌多见,腺癌或未分化癌少见,偶见鳞癌与腺癌并存的鳞腺癌。腺癌的恶性度高,易转移。而生长快、恶性度高的小细胞癌罕见。因食管组织无浆膜层,癌组织易穿透肌层侵及邻近器官,转移途径多为淋巴管与血行。

早期食管癌的病理分类是依据日本 1972 年的规定。癌仅侵润至食管黏膜、黏膜下层,不论有无淋巴结转移统称为浅表食管癌,其中无淋巴结转移者为早期食管癌。根据其浸润情况又有上皮癌、黏膜癌及黏膜下层癌之分。

中晚期食管癌是指癌肿已累及肌层或达外膜或外膜以外,有局部或远处淋巴结转移。分为以下五型:①髓质型,肿瘤向腔内外生长,管壁明显增厚,多累及周径大部或全部,肿瘤在腔内呈坡状隆起,表面有深浅不等的溃疡形成。②蕈伞型,肿瘤似蕈伞状或菜花状,呈卵圆形突入腔内,边界清,表面多有溃疡呈浅表性,伴坏死或炎性渗出物覆盖,管壁周径一部分或大部分受累。③溃疡型,累及肌层或穿透肌层的深大溃疡,边缘不规则,有隆起,管腔狭窄不显著。

④硬化型,癌肿在食管壁内浸润,常累及食管全周,管腔呈环形狭窄,长度短于3~5cm,壁硬,狭窄近端食管显著扩张。⑤腔内型,肿瘤体积大,呈息肉状,结节状或类球状向腔内生长,表面可见糜烂或溃疡,肿瘤局部的食管腔随其大小而扩大,无狭窄,此型少见。

食管癌早期很少有症状,或仅有间歇性的食物通过滞留感或异物感等,常不易引起注意。肿瘤逐渐增大后才有明显的持续性与进行性的吞咽困难。

影像学表现

X线检查:

(1)早期食管癌的X线表现:①平坦型,切线位可见管壁边缘欠规则,扩张性略差或钡剂涂布不连续;黏膜粗糙呈细颗粒状或大颗粒网状,提示癌性糜烂。病灶附近黏膜粗细不均、扭曲或聚拢、中断。②隆起型,病变呈不规则状扁平隆起,分叶或花边状边缘,表面呈颗粒状或结节状之充盈缺损,可有溃疡形成。③凹陷型,切线位显示管壁边缘轻微不规则,正位像可见单个或数个不规则浅钡斑,其外围见多数小颗粒状隆起或黏膜皱襞集中现象。

(2)中晚期食管癌的X线表现:①髓质型,范围较长的不规则充盈缺损,伴有表面大小不等的龛影,管腔变窄,病灶上下缘与正常食管分界欠清晰,呈移行性,病变处的软组织致密影形成。②蕈伞型,管腔内偏心性的菜花状或蘑菇状充盈缺损,边缘锐利,有小溃疡形成为其特征。与正常食管分界清晰,近端食管轻或中度扩张。③溃疡型,较大不规则的长形龛影,其长径与食管的纵轴一致,龛影位于食管轮廓内,管腔有轻或中度狭窄。④硬化型,管腔呈环状狭窄,范围较局限为3~5cm,边界较光整,与正常区分界清楚,钡餐通过受阻,其上方食管扩张。(5)腔内型,累及范围较长,呈巨大息肉样或菜花状充盈缺损,病灶边界清,有浅溃疡,黏膜皱襞中断破坏,管腔扩张而狭窄,梗阻不明显为本型特征。中晚期食管癌各型病变均可发展为混合型。

CT:CT主要可显示肿瘤的食管腔外部分与周围组织、邻近器官的关系,了解有无浸润、包绕,以及有无淋巴结转移,从而利于肿瘤分期。

诊断与鉴别诊断

对于中晚期的食管癌,食管双对比造影典型特征为充盈缺损、龛影,结合

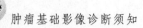

管壁僵硬、黏膜中断、管腔变窄,诊断相对容易;而早期食管癌则有一定难度,需精心细致及熟练的检查操作技术,并结合毛刷拉网及内镜检查验证。

食管癌常需与以下疾病鉴别:消化性食管炎,其形成的溃疡较小,黏膜皱襞无破坏中断,虽有管腔变窄但尚能扩张,据此可与溃疡型食管癌的大而不规则的龛影及黏膜中断、管壁不规则僵硬相区别。硬化型食管癌典型的局限环形狭窄与良性狭窄(如腐蚀性食管炎)的长段呈向心性狭窄截然不同,且后者有明确的病史。有时食管下段静脉曲张应与髓质型食管癌鉴别,前者的肝硬化病史、蚯蚓状与串珠状之充盈缺损、管壁柔软无梗阻为特征性表现。

40 胃癌的临床和影像学特点

胃癌(gastric carcinoma)是我国最常见的恶性肿瘤之一。其病因至今不明,好发年龄为 40~60 岁,可发生在胃的任何部位,但以胃窦、小弯与贲门区常见。

1.早期胃癌

目前,国内外均采用日本内镜学会提出的早期胃癌的定义与分型。早期胃癌是指癌限于黏膜或黏膜下层,而不论其大小或有无转移。依肉眼形态分为三个基本类型与三个亚型。

Ⅰ型:隆起型,癌肿隆起高度>5mm,呈息肉状外观。

Ⅱ型:浅表型,癌灶比较平坦,不形成明显隆起或凹陷。本型椐其癌灶凸凹程度不同又分三个亚型:

Ⅱa 型:浅表隆起型,癌灶隆起高度≤5mm。

Ⅱb 型:浅表平坦型,与周围黏膜几乎同高,无隆起或凹陷。

Ⅱc 型:浅表凹陷型,癌灶凹陷深度≤5mm。

Ⅲ型:凹陷型,癌灶深度大于5mm,形成溃疡,瘤组织不越过黏

温馨提示

除上述三型外,尚有混合型,根据病变类型的主次有Ⅲ+Ⅱc 型、Ⅱc+Ⅲ型以及Ⅱa+Ⅱc 型、Ⅱc+Ⅱa 型等。

膜下层。

早期胃癌多见于窦部与胃体部，尤以小弯最多，其他部位较少。临床上症状轻微，多与胃炎与溃疡类似，亦可无任何自觉症状。

影像学表现

X线检查：胃双对比造影可显示黏膜面的微细结构而对早期胃癌的诊断具有重要价值。①隆起型（Ⅰ型），肿瘤呈类圆形凸向胃腔，高度超过5mm，境界锐利、基底宽、表面粗糙。双重法及加压法显示为大小不等、不规则的充盈缺损，境界锐利清楚。②浅表型（Ⅱ型），肿瘤表浅、平坦，沿黏膜及黏膜下层生长，形状不规则，多数病变边界清楚，少数病变边界不清楚，其中的三个亚型隆起与凹陷均不超过5mm。在良好的双重法与加压法影像上方能显示出胃小区与胃小沟破坏呈不规则颗粒状杂乱影，有轻微的凹陷与僵直，多数病灶界限清楚。③凹陷型（Ⅲ型），肿瘤形成明显凹陷，深度超过5mm，形状不规则。双重法及加压法表现为形态不整，边界明显的龛影，其周边的黏膜皱襞可出现截断杵状或融合等，较难与溃疡的龛影区别。

值得注意的是，早期胃癌的诊断需要密切结合内镜与活检结果方能明确。

诊断与鉴别诊断

由于早期胃癌的病变范围较小，因而X线双重造影检查的重点在于发现它的存在，即使有时显示了病变，若不结合内镜与活检所见亦可能会出现误诊。

2.进展期胃癌

进展期胃癌（advanced gastric cancer）是指癌组织越过黏膜下层已侵及肌层以下者。亦称中晚期胃癌或侵袭性胃癌，常有远处或近处的癌细胞浸润。

Borrmann最先把胃癌分成Ⅰ～Ⅳ型，与目前病理、放射及内镜专家确定的进展期胃癌类型相一致。

Ⅰ型：胃癌主要向腔内凸起，形成蕈伞、巨块状、息肉或结节，基底较宽，但胃壁浸润不明显。表现可呈菜花状，

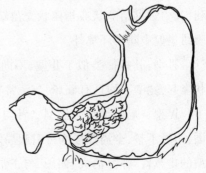

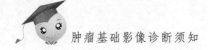

多有溃疡或小糜烂,外形不整,生长慢,转移晚。此型也称巨块型、蕈伞型。

Ⅱ型:胃癌向壁内生长,中心形成大溃疡。溃疡呈火山口样,溃疡底部不平,边缘隆起,质硬,呈环堤状或结节状,与正常邻近胃壁境界清楚,附近胃壁浸润较少,此型也叫溃疡型。

Ⅲ型:与Ⅱ型类似,也有较大的溃疡,形状不整,环堤较低,或欠完整,宽窄不一,与邻近胃壁境界不清。肿瘤呈浸润性生长,此型也称作浸润型溃疡。

Ⅳ型:主要为胃癌在壁内弥漫性浸润性生长,使胃壁弥漫性增厚但不形成腔内突起的肿块,也不形成大溃疡,此型亦称浸润型。因病变可累及胃的一部分或全部,故又分为两个亚型:其一为只限于胃窦及幽门管,致幽门管变窄;其二为癌累及胃的大部或全部致整个胃壁弥漫性增厚,胃壁僵硬,胃腔缩窄,称"皮革胃"。

进展期胃癌的病灶大小为 2~15cm,好发部位依次为胃窦、幽门前区、小弯、贲门、胃体胃底。其主要临床症状为上腹痛、消瘦与食欲减退,呈渐进性加重,贫血与恶液质,可有恶心、呕咖啡样物或黑便,出现转移后有相应的症状与体征。

影像学表现

X 线检查:不同类型与不同部位的肿瘤,X 线表现各不相同。

1.各型胃癌的 X 线表现

Ⅰ型:局限性充盈缺损,形状不规则,表面欠光滑,与邻近胃壁分界清楚。

Ⅱ型:不规则龛影,多呈半月形,外缘平直,内缘不整齐而有多个尖角,龛影位于胃轮廓之内,龛影外围绕以宽窄不等的透明带即环堤,轮廓不规则但锐利,其中常见结节状或指压状充盈缺损,以上表现称之为半月综合征。伴有黏膜纠集但中断于环堤外。

Ⅲ型:其特征类似于Ⅱ型,不同之处在于由于浸润生长,环堤外缘呈斜坡状隆起,宽窄不均且有破坏,与正常胃壁之间无界限,故环堤外缘多不清楚。

Ⅳ型:局限型与弥漫型二者均可有胃壁不规则增厚,主要特征为胃壁僵硬,边缘不整,全周性浸润可引起局限或弥漫性胃腔狭窄、变形。弥漫型者呈典型的皮革胃,弹性消失、僵硬,与正常胃壁间无明确界限之分。黏膜皱襞增宽,僵直或呈结节状,加压检查无变化。

2.特殊部位的胃癌

因其部位不同,除具有上述胃癌的共同表现外,尚有某些特点。

(1)贲门胃底癌:源于贲门口中心周围 2.0~2.5cm 以内的胃癌,称之为贲门癌。其 X 线表现为:贲门区软组织肿块,呈结节状、分叶状或半球形充盈缺损,常易累及胃底与胃体上部,胃壁僵硬而致胃腔不能扩张。黏膜粗糙或中断,也可伴有贲门区不规则龛影形成。当累及食管下端时,管腔变窄,边缘多不规则可呈虫蚀样,黏膜破坏不连续,透视下可见因肿块阻挡而形成的钡剂分流或转向、喷射征象。

(2)胃窦癌:为胃癌另一好发部位,X 线特征表现有:引起的狭窄段多呈漏斗状,严重者呈长条形或线形,狭窄的边缘极不规则,或呈结节状,胃壁僵硬,蠕动消失,狭窄近端与正常胃交界处分明,可出现"肩胛征"或"袖口征"。前者指狭窄的胃窦与其近端舒张的胃壁相连处呈肩胛状,后者则表现为狭窄近端随蠕动推进套在僵硬段上呈袖口状。

CT 和 MRI:CT 与 MRI 检查对于进展期胃癌的主要价值在于肿瘤的分期、治疗计划的制订以及评价治疗效果与复查随访。但值得注意的是,在检查中口服对比剂应选择低密度的阴性对比剂,如水与脂类;而胃充盈的状态也至关重要,若量不足,胃充盈扩张不适当,会导致评价错误。

胃癌的 CT 表现可为胃内大小不等的软组织块影固定于胃壁,常见的征象为胃壁增厚且柔韧度消失而呈僵直硬化的改变,可呈凹凸不平或结节状。

CT 的另一优势在于能了解胃癌组织向腔外累及和浸润的程度,以及有无突破浆膜,与邻近脏器的关系,有无直接浸润肝左叶或胰腺,判断有无局部胃腔外淋巴结肿大及肝脏转移,以利于肿瘤的分期,为制订治疗方案提供依据。

依据胃癌的 CT 表现,可将其分为四期

- Ⅰ期:限于腔内的肿块,无胃壁增厚,无邻近或远处扩散。
- Ⅱ期:胃壁厚度>1.0cm,但癌未超出胃壁。
- Ⅲ期:胃壁增厚,并直接侵及邻近器官,但无远处转移。
- Ⅳ期:有远处转移的征象与表现。

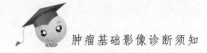

关于淋巴结增大的标准,一般认为>5mm 为转移,但有时<5mm 也有转移。而 CT 的缺陷是对<5mm 的淋巴结有时会遗漏,因而要求最好行薄层扫描。

诊断与鉴别诊断

进展期胃癌,多有各种不同征象为主的典型 X 线表现,一般较易诊断。

进展期胃癌中,Ⅰ型即蕈伞型或肿块型者,应与良、恶性平滑肌瘤、腺瘤性息肉等鉴别,后者均可见充盈缺损,但大多外形光整,尽管有时也有分叶表现,结合临床特征不难鉴别。Ⅱ、Ⅲ型胃癌均有不规则形的扁平溃疡表现,主要应与良性溃疡鉴别。Ⅳ型胃癌,胃窦部的浸润型癌需与肥厚性胃窦炎鉴别,后者黏膜正常,胃壁有弹性而不僵硬,低张造影可扩张,狭窄的境界不清,无"袖口征"或"肩胛征"。此外,淋巴瘤也可引起胃腔不规则狭窄变形,但仍有舒张伸展性,并非像皮革胃那样固定不变。

需要指出的是,尽管 X 线、内镜是诊断胃癌的首选与重要的检查手段,然而 CT 在肿瘤的分期与指导临床制订治疗方案方面有不可低估的实用价值,近年来兴起的超声,尤其是内镜超声也有一定的价值。

41 结肠直肠癌的临床和影像学特点

结直肠癌（colorectal carcinoma）是常见的胃肠道恶性肿瘤,发病率仅低于胃癌与食管癌,但近年来有增加的趋势。结肠直肠癌的分布以直肠与乙状结肠多见,占 70%左右。发病年龄以 40~50 岁最多,男性患者较多。本病病因不详,但与高脂低纤维饮食因素及某些息肉病、血吸虫病、溃疡性结肠炎有关。

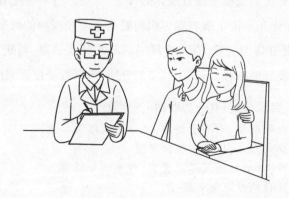

大多数的结肠直肠癌在病理上为腺癌,其次为黏液癌、胶样癌、乳头状腺癌、类癌、腺鳞癌等,依其大体病理分型为三种:①增生型,肿瘤向腔内生长,呈菜花状,表面可有浅溃疡,肿瘤基底宽,肠壁增厚。②浸润型,癌肿主要沿肠壁浸润致肠壁增厚,病变常绕肠壁呈环形生长,致肠腔形成环形狭窄。③溃疡型,癌肿由黏膜向肠腔生长且浸润肠壁各层,中央部分坏死形成巨大溃疡,形态不一,深而不规则。实际上,常见的多为其中两种类型的混合,且以某一种为主。

临床常见的症状为腹部肿块、便血与腹泻或有顽固性便秘,亦可有脓血便与黏液样便。直肠癌主要为便血、粪便变细与里急后重感。

影像学表现

钡剂灌肠、气钡双重造影是常用的行之有效的 X 线检查方法。近年来已应用 CT 检查,其对于评估结肠直肠癌的累及程度、范围及肿瘤分期有较高的价值,现分述如下。

X 线检查:X 线片表现依类型不同而表现各异:①增生型,腔内出现不规则的充盈缺损,轮廓不整,病变多发生于肠壁的一侧,表面黏膜皱襞破坏中断或消失,局部肠壁僵硬平直,结肠袋消失,肿瘤较大时可使钡剂通过困难,病变区可扪及肿块。②浸润型,病变区肠管狭窄,常累及一小段肠管,狭窄可偏于一侧或环绕整个肠壁形成环状狭窄,其轮廓可光滑整齐,也可呈不规则状,肠壁僵硬,黏膜破坏消失,病变区界限清晰。本型常可引起梗阻,甚至钡剂止于肿瘤的下界完全不能通过,病变区亦可触及肿块。③溃疡型,肠腔内较大的龛影,形状多不规则,边界多不整齐,具有一些尖角,龛影周围有不同程度的充盈缺损与狭窄,黏膜破坏中断,肠壁僵硬,结肠袋消失。

此外,选择性血管造影也可用于结直肠癌与良性病变的鉴别诊断,也可在明确癌肿后行进一步的介入治疗。

CT:CT 扫描对结肠癌的诊断有一定的价值。

CT 扫描的作用主要有如下几点

- 发现结直肠内较小而隐蔽的病灶。
- 发现癌肿与其周围组织的关系,局部有无肿大淋巴结转移,其他脏器有无浸润破坏或转移。

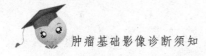

- 主要的价值是对于结肠癌进行分期。
- 应用螺旋 CT 仿真结肠镜技术可观察结肠癌完全性梗阻时阻塞近端肠腔内的情况。

MRI：MRI 可从三个方位检查盆腔，对显示直肠癌非常理想。使用小视野和直肠内线圈，可观察到肿瘤对黏膜和黏膜下层的侵犯情况。

诊断与鉴别诊断

根据 X 线片所见的不规则充盈缺损、不规则的龛影或不规则的狭窄，伴有肠壁僵硬、黏膜皱襞中断破坏等征象，结合临床资料不难做出结肠癌的诊断。

结肠癌的鉴别诊断

良性肿瘤及息肉形成的充盈缺损光滑整齐，黏膜规则，蠕动正常，而增生型结肠癌充盈缺损不规则，黏膜皱襞破坏中断，且管壁僵硬。增殖型的回盲部结核往往回肠末段与盲肠同时受累，盲肠有挛缩向上征象，也不同于结肠癌肿。

此外需引起注意的是，其他恶性肿瘤向结肠蔓延时可产生类似结肠原发癌的影像学表现，如胃癌浸润至横结肠上缘，胰腺癌浸润横结肠下缘，有时卵巢、子宫、前列腺及肾脏恶性肿瘤直接侵犯到邻近的结肠、直肠等。这些都需要首先明确原发癌的部位，从而鉴别结肠病变是原发性抑或继发性，当然结合临床资料也至关重要。

42 肝海绵状血管瘤的临床和影像学特点

肝海绵状血管瘤(cavernous hemangioma of liver)为常见的肝良性肿瘤，占肝良性肿瘤的84%。好发于女性，发病率为男性的4.5~5倍。多见于30~60岁人群。

临床上可无任何症状，偶然在体检中发现。巨大肿瘤可导致出现上腹部胀痛不适。肿瘤破裂可引起肝脏出血。

90%肿瘤为单发，10%多发。肿瘤直径为2mm~20cm，超过5cm者称为巨大海绵状血管瘤。肿瘤内由扩张的异常血窦组成,内衬单层的血管内皮细胞。血窦间有纤维组织不完全间隔,形成海绵状结构。肿瘤内偶尔有血栓形成,出现钙化。

影像学表现

X 线检查:

肝动脉造影的主要表现

- 供血动脉增粗,巨大肿瘤压迫周围血管导致弧形移位,呈"抱球征"。
- 早期动脉相肿瘤边缘出现斑点、棉花团状显影,形如"树上挂果征"。
- 静脉期,肿瘤显影逐渐向中央扩散,表现为密度均匀、轮廓清楚的肿瘤染色。
- 肿瘤染色持续到肝实质后期不退,表现为所谓的"早出晚归"征象。

超声检查:肿瘤表现为圆形或类圆形肿块,境界清楚,边缘可见裂开征、血管进入或血管贯通征。肿瘤多表现为强回声,少数为弱回声,或强弱混杂的不均匀回声。对于巨大肿瘤,扫查中用探头压迫肿瘤,可见受压变形表现。

CT:平扫检查表现为肝实质内边界清楚的圆形或类圆形低密度肿块,CT值约 30HU。对比增强扫描是 CT 检查海绵状血管瘤的关键。检查中要求对比剂注射速度要快,开始扫描要快,延迟扫描要长,即"两快一慢"的 CT 扫描技术。临床上通常采用动态 CT 或螺旋 CT 多期对比增强扫描。在快速注射对比剂后 20~30 秒内,为动脉期,可见肿瘤自边缘开始出现斑状、结节状明显对比增强灶,接近同层大血管的密度。注射对比剂后 50~60 秒,即进入门静脉期,对比增强灶互相融合,同时向肿瘤中央扩展。数分钟后延迟扫描,整个肿瘤均匀增强,增强程度也逐渐下降,可高于或等于周围正常肝实质的增强密度。整个对比增强过程表现"早出晚归"的特征。部分海绵状血管瘤,延时扫描时肿瘤中心可有无强化的不规则低密度区,代表纤维化或血栓化部分,而肿瘤周围部仍显示这一"早出晚归"特征。

MRI:海绵状血管瘤内的血窦和血窦内充满缓慢流动的血液,形成的 MRI 颇具特征性表现。在 T1WI 上肿瘤表现为均匀的低信号;在 T2WI 上肿瘤表现为均匀的高信号,随着回波时间延长信号强度增高,在肝实质低信号背景的衬托下,肿瘤表现为边缘锐利的明显高信号灶,临床上称为"灯泡"征。Gd-DTPA 对

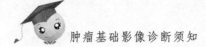

比增强后做 T1WI 动态扫描,肿瘤亦从边缘增强,逐渐向中央扩展,最后充盈整个肿瘤,形成高信号的肿块。海绵状血管瘤的 T2 值比肝癌高,比囊肿低,为 88.6~116ms。

诊断与鉴别诊断

CT、MRI、超声对本病的诊断均有很大帮助。肝内肿块出现典型 CT 和声像图典型的表现,诊断不难。CT 可以确诊 90%海绵状血管瘤。若同时发现 MRI 的"灯泡"征则可提高诊断正确率。血管造影一般只在计划同时进行介入治疗时选用。海绵状血管瘤常需与多血供的肝细胞癌相鉴别。肝癌 CT 也出现早期明显对比增强,但持续时间多较短,多数都在静脉期出现明显消退,接近平扫密度,同时可见假包膜。声像图显示的小肝癌多表现为弱回声,且壁薄;而弱回声的海绵状血管瘤则为厚壁。肝癌肿块看不见边缘裂开征和血管进入征。

43 肝细胞癌的临床和影像学特点

肝细胞癌(hepatocellular carcinoma)通常亦称为原发性肝癌或肝癌,好发于 30~60 岁人群,男性多见。其发病与乙型肝炎和肝硬化密切相关。50%~90%的肝细胞癌合并肝硬化,30%~50%肝硬化并发肝细胞癌。

临床症状多出现在中晚期,表现为肝区疼痛、消瘦乏力、腹部包块。60%~90%的肝细胞癌 AFP 阳性。晚期出现黄疸。

病理学上分三型:巨块型,≥5cm,最多见,占 31%~78%;结节型,每个癌结节<5cm,占 19%~49%;弥漫型,弥漫小结节分布全肝,占 1.5%~10%。小于 3cm 的单发结节,或两个结节直径之和不超过 3cm 的肝细胞癌为小肝癌。原发性肝癌主要由肝动脉供血,且 90%的病例都为血供丰富的肿瘤。肝细胞癌容易侵犯门静脉和肝静脉,进而引起血管内癌栓或肝内外血行转移;侵犯胆道会引起阻塞性黄疸;淋巴转移可引起肝门及腹主动脉或腔静脉旁等处淋巴结增大;晚期可发生肺、骨骼、肾上腺和肾等远处转移。

影像学表现

X 线检查:

肝癌的肝动脉造影有以下主要异常改变

- 肿瘤供血的肝动脉扩张。
- 肿瘤内显示异常肿瘤血管。
- 肿瘤染色,勾画出肿瘤的大小。
- 肝血管受压拉直、移位,或被肿瘤包绕。
- 动静脉瘘。
- 肿瘤湖征。

超声检查:显示肝实质内巨块、多发或单发的圆形或类圆形肿块,多数呈膨胀性生长,凸向肝表面隆起,肝外缘变形,呈驼峰状。肿块内部表现为均匀或不均匀的弱回声、强回声和混杂回声。肿瘤周围可见完整或不完整的低回声包膜,在侧后方形成侧后声影。少数肿瘤使周围血管受压,在肿瘤周围产生窄带环状低回声。门静脉、肝静脉、下腔静脉、胆管内的癌栓,可在扩张的血管内或胆管内形成高回声灶。同时可显示肺部(胸膜下)转移灶和肝门、腹主动脉旁等淋巴结增大。

CT:肝癌的CT分型与病理分型相同。巨块型和结节型平扫表现为单发或多发、圆形或类圆形肿块,呈膨胀性生长,边缘有假包膜则肿块边缘清晰光滑,这是肝细胞癌CT诊断的重要征象。弥漫型的结节分布广泛,边界不清,肿块多数为低密度,少数表现等密度或高密度。巨块型肝癌可发生中央坏死而出现更低密度区,合并出血或发生钙化则肿块内表现为高密度灶。有时肿块周围出现小的结节灶,称为子灶。为了与其他占位性病变相鉴别,目前肝细胞癌的CT扫描,常规进行螺旋CT多期对比增强扫描。在动脉期,主要为门静脉供血的肝癌还未出现明显对比增强,而主要由肝动脉供血的肝癌,则出现明显的斑片状、结节状早期增强。但到门静脉期,门静脉和肝实质会明显增强,而肿瘤没有门静脉供血则增强密度迅速下降。平衡期,肝实质继续保持高密度强化,肿瘤增强密度则继续降低。全部增强过程表现为"快显快出"现象。如在动态CT系列图像上分别测定CT值并绘制时间-密度曲线,可见肝癌增强的时间-密度曲线呈"速升速降"的曲线。肿瘤假包膜的对比强化表现一般与肿瘤实质相同。

其他CT表现,如门静脉、肝静脉及下腔静脉侵犯或癌栓形成,表现为门静

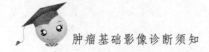

脉、肝静脉或下腔静脉扩张，增强后出现充盈缺损及周围杂乱侧支循环；胆道系统侵犯可引起胆道扩张；肝门部或腹主动脉旁、腔静脉旁淋巴结增大提示淋巴结转移；同时出现肺、肾上腺、骨骼等器官的转移也是肝癌的重要征象，并提示肿瘤已属晚期。

MRI：肿瘤表现与 CT 相似。在 T1WI 上肿瘤表现为稍低或等信号，肿瘤出血或脂肪变性表现为高信号，坏死囊变则出现低信号。40%的肝癌可见到肿瘤假包膜，T1WI 上表现为环绕肿瘤周围、厚约 0.5~3mm 的低信号环。Gd-DPA 对比增强上肿瘤呈均匀或不均匀强化。T2WI 上肿瘤呈稍高信号。T2WI 脂肪抑制序列上肿块表现更为清楚的稍高信号。诊断有困难时，应用超顺磁性氧化铁对比剂（菲立磁）行对比增强，被正常肝内网状内皮系统吞噬而 T2WI 表现为信号降低，而缺乏 Kupffer 细胞的肝癌，则 T2WI 上仍然表现为稍高信号。若门、肝静脉扩张，其中见到软组织信号肿块，提示门、肝静脉癌栓形成。同时也可见到腹部淋巴结肿大等肝外转移征象。

诊断与鉴别诊断

影像学检查在肝癌的临床诊断中占有举足轻重的地位。临床上声像图、CT、MRI 对肝癌，特别是对中晚期肝癌大都能做出诊断，包括肿瘤的类型、部位、大小及其他肝内外受侵的评价。MRI 在肝脏小肝癌的鉴别诊断中优于 CT、声像图。血管造影多在检查同时行介入治疗时选用。

影像学检查可发现肝实质软组织肿块，肿瘤边缘有假包膜，CT、MRI 对比增强多期扫描表现为"快显快出"，同时发现门、肝等静脉内癌栓、上腹部淋巴结肿大以及远处器官转移征象，则肝细胞癌的影像学诊断可以成立。与血管瘤的鉴别，主要应掌握各自的 CT 对比增强特点和 MRI 表现，一般区别不难；肝硬化结节若无肝动脉供血，CT 或 MRI 则无明显对比增强表现；炎性假瘤多表现边界不清，CT 对比增强无"快显快出"增强现象；转移性肝癌一般为多发性病灶，肿块边缘增强，中央多出现无增强的坏死区，形成典型的"牛眼征"，则有助于转移瘤诊断；肝腺瘤多见于口服避孕药女性，表现为边缘光滑，密度均匀，肿瘤周围常有低密度环，有助于肝细胞腺瘤的诊断；FNH 典型表现为中央有瘢痕组织，CT 上为无强化的低密度区，对鉴别诊断有一定价值。

44 肝胆管细胞癌的临床和影像学特点

肝胆管细胞癌(cholangiocellular carcinoma)是指发生在肝内胆管上皮的恶性肿瘤，多发生在肝内末梢胆管，不包括发生在左右肝管、胆总管的胆管癌(将在"胆管恶性肿瘤"中叙述)。本病比较少见，约占原发性肝恶性肿瘤的3.25%。

临床症状常表现为上腹痛及腹部包块，胆管阻塞可出现黄疸。AFP阴性。胆管细胞癌多数呈少血供型，癌细胞呈立方形或柱状，染色淡，细胞内无胆汁，而常见黏液成分。肿瘤坏死少，可出现钙化。阻塞的胆管可引起胆道扩张。

影像学表现

X线检查：肝动脉造影上肿瘤血管和肿瘤染色不明显，肿瘤侵犯周围肝内血管可引起血管边缘不规则，甚至血管狭窄或阻塞。

超声检查：显示肝内实质性占位病变，可表现为强回声、弱回声或混杂回声，与肝细胞癌相同，肿瘤周围的胆管扩张对诊断有一定意义。

CT：平扫表现为边缘不清的低密度肿块，有时肿瘤内可见钙化灶。对比增强CT，肿瘤多表现为不均匀性强化，30%的肿瘤对比增强有随时间的延长而逐渐增加，即动脉期肿瘤强化不明显，延长期扫描肿瘤对比增强逐渐明显，这与原发性肝细胞癌不同。肿瘤靠近肝门附近时，肿瘤周围可见扩张胆管或肿瘤包埋胆管的表现。附近肝叶萎缩和门静脉分支闭塞也是常见的征象。

MRI：其表现与肝细胞癌相似。但肿瘤周围常发现血管受侵犯和不同程度的胆管扩张。

诊断与鉴别诊断

影像学检查胆管细胞癌与少血供型肝细胞癌有时不容易鉴别。CT发现边界不清的低密度肿块，有钙化，对比增强后不均匀性、持续性强化，肿瘤周围胆管扩张，肝叶萎缩、门静脉分支闭塞等，血管造影或MRI见到血管受侵犯，化验AFP阴性，应多考虑为胆管细胞癌的可能。

45 肝脏转移瘤的临床和影像学特点

肝转移瘤(secondary tumors of liver)亦是肝脏最常见的恶性肿瘤之一。

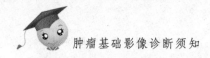
肿瘤转移至肝脏常有四条途径

- 邻近器官肿瘤的直接侵犯。
- 经肝门部淋巴性转移。
- 经门静脉转移,常为消化道恶性肿瘤的肝转移途径。
- 经肝动脉转移,肺癌比较常见。

肝转移瘤的临床症状包括原发性肿瘤的症状和肝脏恶性肿瘤的表现,多为在原恶性肿瘤的基础上出现肝大、肝区疼痛、消瘦、黄疸、腹水等。AFP多为阴性。

病理可见肝内多发结节,易坏死、囊变、出血和钙化。肿瘤大小从数毫米到10cm以上不等。来自肾癌、平滑肌肉瘤、绒毛膜上皮癌、胰岛细胞癌、甲状腺癌的转移大多血供丰富;而来自胃癌、胰腺癌、食管癌、肺癌等的转移瘤多为少血供。结肠黏液癌、胃癌、卵巢囊腺癌、肾癌、乳腺癌、黑色素瘤的转移瘤有钙化倾向;平滑肌肉瘤、黑色素瘤、结肠癌和类癌的转移瘤常有囊变。

影像学表现

X线检查:动脉造影上血供丰富的转移瘤可表现为供血血管增粗、病理血管、肿瘤染色、动静脉瘘等类似肝细胞癌的表现。少血供的转移瘤表现为血管受压、弯曲,典型者呈"手握球征",肿瘤血管不明显,门静脉期可表现为大小不等的充盈缺损区。

超声检查:常见肝内多发强回声或弱回声结节。有些转移结节的声像图表现颇具特征性,如乳癌转移常出现"牛眼征"或"声晕样"声像图;结肠癌转移灶钙化可见钙化强回声结节,后方具有清晰声影;胰腺癌转移灶为可见均匀弱回声结节,后方无回声增强;肺腺癌、卵巢癌等转移灶可见囊变或囊实性结节声像图;黑色素瘤转移灶表现为多发弱回声,结节中心出现很多点状强回声。

CT:肝转移瘤的CT检出率为77%~96%。平扫可见肝实质内小而多发圆形或类圆形的低密度肿块,少数也可单发。肿块密度均匀,发生钙化或出血可见肿瘤内有高密度灶,肿瘤液化坏死、囊变则肿瘤中央呈水样密度。对比增强扫描动脉期可出现不规则边缘增强,门静脉期可出现整个瘤灶均匀或不均匀增强,平衡期对比增强消退。有时肿瘤很小也发生囊变,表现为边缘增强、壁厚薄不一的囊状瘤灶。

MRI：显示肝内多发或单发、边缘清楚的瘤灶。T1WI上常表现为均匀的稍低信号，T2WI上则呈稍高信号。25%的肿瘤在T2WI上中心呈高信号，T1WI呈低信号，称为"环靶征"。有时肿瘤周围T2WI上表现为高信号环,称为"亮环征"或"晕征"(halo sign),这可能与肿瘤周边水肿或丰富血供有关。

诊断与鉴别诊断

其他部位的原发恶性肿瘤诊断明确时,一旦发现肝内多发结节,肝转移瘤的诊断比较容易。若原发癌不明而见到肝内多发结节,特别是囊性转移瘤,则需与肝脓肿、肝棘球蚴病、肝结核等肝内多发病变鉴别。

46 胆囊癌的临床和影像学特点

胆囊癌(carcinoma of gallbladder)为胆系最常见的恶性肿瘤。原因不明,但可能与胆囊结石和慢性胆囊炎的长期刺激有关。早期无症状,很难获得诊断。患者出现症状多属于进展期,影像学诊断比较容易，但预后不良。

胆囊癌多发生在胆囊底部或颈部。70%~90%为腺癌,少数为鳞癌。80%肿瘤呈浸润性生长，早期在胆囊黏膜浸润性生长,胆囊壁增厚,肿瘤进展时,胆囊壁环形增厚;20%的肿瘤呈乳头状生长,表现为菜花样肿块突

> **温馨提示**
>
> 少数肿瘤中央可见无增强的低密度,边缘强化呈高密度,外周有一稍低于肝密度的水肿带,构成所谓"牛眼征"。

> **温馨提示**
>
> 胆囊癌易发生于中老年,以女性为多，男:女比例为1:3。进展期常表现为右上腹持续性疼痛、黄疸、消瘦、肝大和上腹部包块。合并胆囊炎可有发热、恶心、呕吐等。

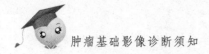

入胆囊腔,肿瘤增大,可占据整个胆囊,形成软组织肿块。晚期肿瘤可侵犯肝、十二指肠、结肠肝曲等周围器官;也可通过肝动脉、门静脉血路和胆道产生远处转移;也可经淋巴管转移到肝门、肠系膜和后腹腔淋巴结。

影像学表现

X线检查:胆囊癌侵犯胆管后,PTC出现胆管不规则狭窄、充盈缺损及胆道梗阻。1.5cm以下的早期胆囊癌动脉造影可无明显异常。进展期胆囊癌累及胆囊浆膜层,动脉造影可显示胆囊动脉增粗,受压移位,血管受侵不规则、狭窄,甚至阻塞。肿瘤内可见肿瘤血管,后期可见肿瘤染色。肿瘤扩展至肝脏、胃十二指肠、胰腺等可出现相应部位的血管受侵犯改变。

超声检查:分为小结节型、蕈伞型、厚壁型、混合型、实块型。小结节型表现为凸入胆囊腔内的1~1.2cm的乳头状等回声肿块,基底宽,表面不光滑;蕈伞型声像为宽基底、边缘不整的增生性肿块凸入胆囊腔,肿块常表现为弱回声或中等回声,周边可见胆泥的点状回声;厚壁型的声像表现为胆囊壁局限或弥漫性的不均匀性增厚,表面欠光滑;混合型多见,其表现同蕈伞型和厚壁型的声像图;实块型表现为胆囊增大,胆囊腔被肿瘤所闭塞,呈弱回声或粗而不均的实性肿块。肿瘤容易累及肝脏,出现胆囊周围肝实质的异常回声。

CT:CT表现分三种类型,即胆囊壁增厚型、腔内型和肿块型。胆囊壁增厚型占15%~22%,胆囊壁呈不规则或结节状增厚;腔内型占15%~23%,表现为胆囊腔单发或多发乳头状肿块,肿块基底部胆囊壁增厚;肿块型占41%~70%,胆囊腔几乎全部被肿瘤所占据,形成软组织肿块,可见累及周围肝实质。对比增强CT上可见肿瘤及其局部胆囊壁明显强化。同时可见胆管受压、不规则狭窄和上部扩张,晚期可见肝门部、十二指肠韧带及胰头部淋巴结肿大。有时伴有胆囊结石。

MRI:与CT表现相似,表现为胆囊壁增厚,胆囊内可见T1WI为低信号、T2WI为稍高信号的实质性肿块。T2WI上肿块周围的肝实质呈现不规则的高信号带,提示肿瘤侵犯肝脏,同时可见淋巴结转移和胆道扩张。

诊断与鉴别诊断

超声和CT为目前胆囊癌最常用的影像学检查方法,两者比较容易显示胆囊壁不规则增厚、胆囊腔内大小不等的肿块,诊断大多不难。动脉造影比较少用;PTC 对观察晚期胆囊癌侵犯胆管有一定帮助。已经波及周围肝实质的肿块型胆囊癌,易与肝癌混淆。胆囊癌引起的胆道侵犯,扩张比较明显。相反,肝癌发生胆道扩张较轻,出现门静脉侵犯、栓塞较多。胆囊壁增厚型胆囊癌还需与胆囊炎鉴别。若胆囊壁明显不规则增厚,对比增强 CT 明显增强,明显的胆道扩张、周围肝实质侵犯和肝内转移,则支持胆囊癌诊断。

47 胆管癌的临床和影像学特点

胆管癌(cholangio carcinoma)为左、右肝管以下的肝外胆管癌,不包括肝内胆管细胞癌。按其发生部位分为:上段胆管癌,包括左、右肝管、汇合部、肝总管的肿瘤,肿瘤位于肝门,因此也称肝门部癌;中段胆管癌,指肝总管和胆囊管汇合部以下至胆总管中段的肿瘤;下段胆管癌,为胆总管下段、胰腺段和十二指肠壁内段的肿瘤。上段胆管癌占肝外胆管癌的 50%。

温馨提示

胆管癌发病年龄多在 50~70 岁间。男女发病比例为 (2~2.5):1。早期症状为右上腹部隐痛或胀痛,继而出现进行性黄疸。晚期出现脂肪泻、陶土样大便等胆道梗阻表现,检查可见上腹包块,胆囊肿大。

胆管癌 80% 为腺癌,少数为鳞癌。肿瘤的生长方式分为结节型、浸润型、乳头型,浸润型最常见。结节型和乳头型肿瘤在胆管内生长,形成肿块。浸润型则引起胆管局限性狭窄。肿瘤进展则发生胆道梗阻。可合并胆管炎、胆汁性肝硬化、肝脓肿、门静脉高压和门静脉周围纤维化。患者常因并发症而死亡。

影像学表现

X 线检查:PTC 和 ERCP 均可直接显示胆管癌的部位和范围。浸润型可见胆管狭窄,狭窄呈突然性,边界清楚,边缘不规整。如为结节型和乳头型,则胆管内可见表面不光整的充盈缺损。还可见胆管阻塞、上部胆管扩张、肝内胆管

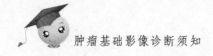

明显扩张,出现所谓"软藤征"。

超声检查:结节型和乳头型可发现扩张的胆管远端有边缘不整的软组织肿块,凸入胆管内或阻塞于胆管,肿块呈强回声,无声影,与胆管壁分界不清,胆管壁强回声线残缺不齐。脂肪餐后扫查时,肿块大小、位置、形态不变。浸润型表现为扩张的胆管远端突然中断或狭窄闭塞,阻塞端为肿瘤部位,表现为致密的强回声点。同时可见肝大、肝门淋巴结肿大、肝转移灶。

CT:上段胆管癌位于肝门,70%的病例可发现肝门软组织肿块,肝内胆管扩张。中段和下段胆管癌表现为肝内和近段胆管扩张,胆管扩张突然变小或中断处即为肿瘤所在部位,可见局部胆管壁增厚或形成的软组织肿块,对比增强明显强化。肝门部等处淋巴结肿大提示淋巴结转移。

MRI:比较容易显示胆管癌引起的胆管扩张。MRCP 在显示胆管扩张的同时,可见扩张胆管末端的肿瘤表现为 T1WI 低信号、T2WI 不均匀高信号的肿块。

诊断与鉴别诊断

胆管癌的影像学检查都比较容易显示胆管扩张,在扩张的胆管远端发现胆管突然中断、不规则的胆管狭窄,或发现胆管内软组织肿块、胆管壁增厚等征象,结合临床表现多可获得诊断。胆管癌影像学检查一般先选用简单、无创性的 CT 和声像图检查方法。但 75%远段胆管癌有时 CT 和声像图可能见不到肿块而难以确诊,需采用 MRI 进一步检查。鉴别诊断需排除胆管结石、胆管炎所致的胆道狭窄。

48 胰腺癌的临床和影像学特点

胰腺癌(pancreatic carcinoma)是胰腺最常见的肿瘤,其发病率近年来明显上升。据美国统计,胰腺癌已上升为仅次于肺癌、结肠直肠癌和乳腺癌的第四位恶性肿瘤。胰腺癌多发生于 40 岁以上的中老年。

临床表现主要为腹部胀痛不适、胃纳减退、体重减轻、黄疸和腰背部疼痛。胰腺癌发生于胰头部最多,占 60%~70%。胰体癌其次,胰尾癌更次之。胰头癌因常常早期侵犯胆总管下端、引起梗阻性黄疸而发现较早;胰体癌和胰尾癌早期症状常不明显,多因肿块就诊,发现时常已是晚期。

胰腺癌绝大多数起源于胰管上皮细胞,富有纤维组织,呈质地坚硬的灰白色肿块。胰腺癌为少血管肿瘤。仅极少部分胰腺癌起源于腺泡上皮。胰腺癌可局部直接侵犯或通过血行、淋巴转移。胰头癌常直接侵犯胆总管、十二指肠;胰体癌常直接侵犯腹腔动脉、肠系膜上动脉起始部;胰尾癌常侵犯脾门。胰腺癌易经门脉转移到肝脏。胰腺癌也可通过淋巴转移至胰周及后腹膜淋巴结。

影像学表现

X线检查:X线平片检查不能显示胰腺,没有价值。胃肠道钡剂造影检查:在胰头癌肿块较大侵犯十二指肠时做低张十二指肠钡剂造影检查,可见十二指肠内缘反"3"字形压迹,并有内缘肠黏膜破坏。胰体、尾癌进展期可侵犯十二指肠水平段,致局限性肠管狭窄、僵硬、黏膜破坏、钡剂通过受阻。

超声检查

- 胰腺局限性肿大,亦有弥漫性肿大,失去正常形态,其轮廓不规则,边界不整齐。
- 肿瘤区回声减低,中间夹杂散在的不均质回声点,偶见强回声团,后壁回声衰减。如果癌瘤较大,中心出现坏死时,可见不规则回声区。
- 肿瘤常伴有挤压邻近器官及血管等间接现象。例如,胰头癌侵犯胆总管及胰管,可引起双管扩张现象;亦可引起十二指肠弯扩大,下腔静脉变形、移位。胰体癌常使脾静脉或肠系膜上动脉移位。胰尾癌可使左肾、胃及脾脏移位。

CT:因其无创、分辨率高,是首选的检查方法。CT上有如下表现。

(1)胰腺局部增大、肿块形成:是胰腺癌主要和直接的表现。增大的局部胰腺其前后径超过正常标准。胰腺正常光滑连续的外形因局部隆起而中断,肿块可呈分叶状。肿块的密度在平扫时与正常胰腺等密度,如果肿瘤较大,其内发生液化坏死,则在肿瘤内可见部分不规则的低密度区。胰腺癌为少血管肿瘤,增强扫描时密度增加不明显,而正常胰腺组织强化明显,这使肿瘤显示得更清楚。如果肿瘤<3cm,胰腺外形改变不明显,增强扫描对显示肿瘤就尤为重要。螺旋CT薄层双期(动、静脉期)扫描对提高早期胰腺癌检出的敏感性十分有价值。

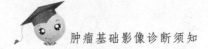
胰头癌常可见到胰头部增大而胰体尾部萎缩的表现,对于诊断很有价值。胰头钩突部癌表现为正常胰头钩突部的三角形形态消失,变成球形,将肠系膜上动脉和肠系膜上静脉向内上方推移。胰腺体尾部癌往往肿瘤较大才来就诊,肿块内常可见低密度坏死区。

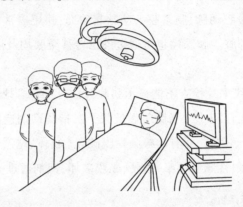

(2)胰管扩张:胰管阻塞、肿瘤远端的主胰管扩张,甚至形成潴留性囊肿。

(3)胆总管扩张:胰头癌常常早期侵犯胆总管下端而引起胆总管阻塞、梗阻性黄疸。梗阻的近端胆总管、胆囊及肝内胆管均见扩张。胰管、胆总管都受累的所谓"双管征"是诊断胰头癌较可靠的征象。

(4)肿瘤侵犯胰腺周围血管:与胰腺毗邻关系密切的大血管有肠系膜上动脉、肠系膜上静脉、脾动脉、脾静脉、腔静脉、门静脉、腹腔动脉及腹主动脉。胰腺癌侵犯血管 CT 表现为胰腺与血管之间的脂肪间隙消失,肿块包绕血管表现为血管形态不规则、变细,血管内有癌栓形成甚至完全阻塞。

(5)肿瘤侵犯周围脏器:胰腺癌易侵犯十二指肠、胃窦后壁、结肠、大网膜。十二指肠及结肠受累,CT 可见局部肠管壁增厚、僵硬并引起消化道阻塞、近端肠管扩张。胃窦后壁受累则见胃与胰腺的脂肪间隙消失,胃壁局限性增厚或肿块突入胃腔。胰腺癌侵犯大网膜可致大网膜混浊、增厚,形成所谓"饼状大网膜",常同时有腹膜种植转移,且合并有大量腹水。

(6)肿瘤转移:①血行转移,胰腺癌易经门静脉转移到肝脏,也可经血行发生远处其他脏器或骨骼转移。②淋巴转移,胰腺癌淋巴转移最常见于腹腔动脉和肠系膜上动脉根部周围的淋巴结,其次为下腔静脉、腹主动脉旁、肝门区及胃周淋巴结。

MRI:除能横断面成像外,还可做 MRCP 检查,有其独特的价值。MRI 的表现在横断面所见与 CT 相同。在 T1WI 上肿瘤呈低或等信号,在 T2WI 上肿瘤呈等、高信号。由于肿瘤液化、出血、坏死,肿瘤在 T2WI 上可表现为混杂不均信号。肿瘤液化囊变则表现为 T2WI 上不规则高信号区。MRCP 可以清楚显示梗阻扩张的胰管和胆管,其梗阻末端呈喙突状。如见双管同时受累对于胰头癌的诊断很有意义。

诊断与鉴别诊断

多数病例根据影像学的典型表现可对胰腺癌做出诊断。此外,还应对其可切除性在术前做出估计。如果肿瘤已侵犯胰腺周围肠系膜上动脉、腹主动脉、门静脉主干等重要大血管,或肿瘤已侵犯大网膜,出现腹腔种植、大量腹水,其他脏器或淋巴结广泛转移等,这些都是晚期肿瘤已不能切除的征象。

早期肿瘤直径<3cm 时,胰腺的外形仍可正常。此时不能依靠外形的改变做出诊断,应行动态增强扫描才能显示肿块。胰腺 CT 检查应常规包括平扫及增强扫描。

胰腺癌的鉴别诊断主要包括慢性胰腺炎、腹腔淋巴结结核等。

 49 胰岛细胞瘤的临床和影像学特点

胰岛细胞瘤(pancreaticislet cell tumor)多发生在胰岛组织较多的体、尾部,通常是单发结节状,直径不超过 2cm,但大的可达 500g。肿瘤质地坚硬,包膜多不完整。一般为良性,对周围组织压迫不明显,但有 10%~20%的胰岛细胞瘤可向周围扩散,且向远处转移。胰岛细胞瘤分为功能性胰岛细胞瘤和无功能性胰岛细胞瘤两类。前者因分泌激素不同再分为胰岛素瘤(insulinoma)、胃泌素瘤(gastrinoma)、舒血管肠肽瘤(VIPoma)、胰高血糖素瘤(glucagonoma)和生长激素释放抑制激素瘤(somatostatinoma)。

临床表现以其分泌激素而定,例如,胰岛素瘤可表现为低血糖昏迷;胃泌素瘤则表现为顽固性消化性溃疡。内分泌激素检查可确定诊断。影像学检查在于明确肿瘤的部位、肿瘤向周围的扩散以及有无周围淋巴结和肝脏的

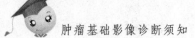

转移。

影像学表现

X线检查:X线平片难有阳性发现,对诊断价值不大。胰岛细胞瘤是富血管肿瘤,血管造影时有明显的肿瘤染色。因此,血管造影特别是数字减影血管造影(DSA),对胰岛细胞瘤有较高的敏感性。胰岛细胞瘤在血管造影上表现为圆形、边缘清楚的肿瘤染色,其密度明显高于周围正常胰腺组织。

超声检查:小的肿瘤超声很难发现。当肿瘤>1cm时,呈圆形结节,边界规整、质地均匀,内部为低回声,或有散在的稀疏回声点。

CT:

(1)功能性胰岛细胞瘤:CT平扫检查,多数肿瘤较小,不造成胰腺形态和轮廓改变,且密度类似于正常胰腺。仅少数肿瘤较大,出现局限性肿块。约20%病例可出现钙化。增强CT检查时,由于几乎所有功能性胰岛细胞瘤都是多血管性,因而出现肿瘤染色,较正常胰腺增强CT值高10~30HU,且持续时间较长。但是高密度强化只在增强早期(动脉期)才表现明显,故动态CT检查有利于发现这种强化特征。少数肿瘤为少血管性,甚至为囊性改变。恶性胰岛细胞瘤除显示上述胰腺肿瘤本身病变外,还可发现肝或胰周淋巴结转移。

(2)无功能性胰岛细胞瘤:常因发现肿块而就医,CT表现为胰腺肿块较大,直径可为3~24cm,平均10cm,多发生在胰体、尾部。密度可均一,等于或低于正常胰腺密度,也可表现为等密度肿块内含有低密度区。1/5病变内有结节状钙化。增强CT检查表现为均一强化,密度可低于、等于或高于正常胰腺,也可为不均一强化。如果发现肝转移、局部淋巴结肿大,则为恶性。

MRI:胰岛细胞瘤多为圆形、卵圆形、边界锐利,T1WI上为低信号,T2WI上表现为高信号。脂肪抑制T1WI增强动态MRI扫描可明显提高肿瘤的检出率。胰岛细胞瘤肝转移灶在T2WI上表现为高信号或靶征而易于发现。

诊断与鉴别诊断

功能性胰岛细胞瘤一般都较小,但有明显内分泌症状。如发现胰腺内肿瘤结合临床表现则不难做出诊断。无功能性胰岛细胞瘤发现时都已较大,有时需与邻近肠道来源的平滑肌瘤相鉴别,后者常有消化道出血等症状。

50 腹膜腔肿瘤的临床和影像学特点

腹膜腔肿瘤(peritoneal tumor)分原发性与继发性。原发性腹膜腔肿瘤比较罕见。它们包括腹膜间皮瘤、假性黏液瘤、纤维瘤、纤维组织细胞瘤及脂肪瘤等。腹膜恶性肿瘤比较常见,但是原发性很少,而继发性比较常见。它们包括来自胃、结肠、肝脏、胰腺、胆道、子宫及卵巢等癌肿的转移瘤。

腹膜腔肿瘤的临床表现主要有腹胀、腹部肿块、腹腔积液及胃肠道功能障碍等。部分患者首发症状是不明原因的腹腔积液。由于大量的腹腔积液或增大的肿块推压膈肌上升而导致呼吸困难。继发性腹膜腔肿瘤可有原发性肿瘤的相关症状。

影像学表现

X线检查:腹膜腔肿瘤,常规X线腹部片检查时,可发现腹腔积液、肠壁增厚、肠间隙增宽、部分脏器受压移位(如充气的胃、肠受压移位)、腹腔软组织密度肿块以及异常钙化斑(常见于卵巢癌腹膜转移)。钡剂双对比造影检查时,可以发现来自胃肠道原发病变的一系列X线表现。还可显示部分间接征象,例如胃肠道壁增厚、僵硬或粘连、位置固定或受压移位等。以上各征象均缺乏特异性,致使诊断价值受限。

超声检查:超声检查可直接显示出肿块或肿块所形成的不规则腹膜增厚,为低回声结节,较大结节呈低、中等回声;合并腹水可显示出腹水的无回声区,其范围依腹水量的多少而异。因肠内气体和脂肪组织的干扰以及缺乏全面观察等,因此超声检查仍欠完善。

CT:腹膜肿瘤主要累及脏、壁腹膜,显示为结节状、扁平状软组织肿块或腹膜不规则弥漫性增厚。可发生于腹膜腔任何部位,如隐窝、陷凹、肠壁、肠系膜、网膜、韧带等处。发生于壁腹膜的肿瘤,可呈扁平形(饼状),以腹膜为基底凸向腹内,也可呈大小不等的结节或肿块;肠壁受肿瘤浸润,一般均显示肠壁增厚及粘连;肠系膜受肿瘤浸润表现为肠系膜增厚、出现结节;网膜、韧带的肿瘤浸润则表现为软组织结节或肿块。肿瘤常合并局限性腹腔积液,CT检查可以将腹水与肿瘤清楚地区分。发生在肝、脾表面的腹膜肿瘤一般显示较其他部位明确。

温馨提示

超声检查可以直接显示系膜和腹膜的转移病灶,但在无腹水尤其是肥胖患者就难以发现病灶。肠道气体、系膜和网膜脂肪的影响,也限制了转移性病灶的显示。

诊断与鉴别诊断

原发性腹膜肿瘤非常少见,因此应在除外转移性肿瘤后方可考虑,最终的诊断仍然有待于腹腔穿刺病理细胞学或术后组织学检查。

继发性腹膜肿瘤比较常见。X线胃肠钡剂造影检查时,对于原发于胃肠道肿瘤,常不难诊断,然而对于较小的转移病灶则无法显示,对较大病灶也只能提供间接征象,如肠曲固定、受压移位、小肠聚拢,但这些征象并无特征性。CT检查根据前述表现结合转移瘤扩散途径有可能做出诊断,特别是病变多发并有明确原发瘤灶时。但对于无原发瘤者或单发腹腔转移瘤鉴别诊断也较为困难。

因此,腹膜肿瘤的诊断尚需针对不同类型的患者,依不同检查方法的优势为原则进行选择,必要时多种检查方法互补,再进行综合分析,做出初步诊断或鉴别诊断。

51 肾细胞癌的临床和影像学特点

肾细胞癌(renal cell carcinoma)是最多见的肾恶性肿瘤,约占全部肾恶性肿瘤的85%。肾细胞癌发病年龄多在40岁以上,男性较女性多见。病理上,肿瘤来源于肾小管上皮细胞,易发生在肾的上极或下极。典型肾细胞癌呈实质性不规则肿块,内常有出血和坏死区,坏死区较大时,可呈囊性表现。肿瘤与邻近肾实质分界部分清楚,部分不清,周边可有假性包膜。5%~10%的肾细胞癌含有钙化。肿瘤晚期发生转移,包括局部侵犯、淋巴结转移和血行转移。肾细胞癌典型的临床表现是无痛性血尿和腹部肿块。而小肾癌是肾细胞癌早期的发展阶段,其直径等于或小于3cm,临床常无症状,多为偶然发现。早期发现、及时切除预后较好。

影像学表现

X线检查:包括 KUB 片、尿路造影和肾动脉造影异常表现。

(1)KUB:可发现肿瘤钙化,呈细点状或弧线状致密影,较大肾细胞癌可致肾轮廓局限性外凸。

(2)尿路造影检查:由于肿瘤的压迫、包绕,可使肾盏伸长、狭窄和受压变形;也可使肾盏封闭或扩张;若肿瘤较大而影响多个肾盏,可使各肾盏聚集或分离;由于肿瘤的侵蚀,可使肾盏边缘不整或出现充盈缺损;肿瘤邻近肾盂时,也可造成肾盂受压、变形、破坏及充盈缺损。

(3)肾动脉造影检查:肿瘤使邻近血管发生移位,病变区出现网状和不规则杂乱的肿瘤血管,并有对比剂池状充盈,由于动静脉瘘而使静脉早期显影。

超声检查:肾切面失常,表面有隆起。肾内有边缘不光整的肿块,有或无包膜,表现为低回声的不规则肿块,内有更低、中等、高回声及无回声区。CDFI 可显示肿瘤内部和周边的血流情况。血管内瘤栓致腔内有散在或稀疏回声;淋巴结转移呈低回声结节,位于肾动脉和主动脉周围。

CT:进展期肾细胞癌与小肾癌表现有差异, 还有少数肾细胞癌为囊性肿块,临床称之为囊性肾癌。

(1)进展期肾细胞癌:平扫时大多数表现为肾实质肿块,呈类圆形或分叶状,大的肿瘤明显凸向肾外。肿块密度可均一,相当或略低于邻近肾实质,偶尔为略高密度;也可密度不均,内有不规则低密度区,代表陈旧性出血或坏死;偶尔低密度区范围较大而呈囊性表现。10%~20%的肿瘤可有点状或不规则形钙化。增强检查早期,肿瘤多有明显、不均一强化,其后由于周围肾实质强化而呈相对低密度的不均一肿块。肿瘤向外侵犯致肾周脂肪密度增高、消失和肾筋膜增厚,并可侵润肾周其他脏器;肾静脉和下腔静脉发生瘤栓时,管径增粗,内有充盈缺损或不再发生强化;淋巴结转移通常位于肾血管及腹主动脉周围,呈多个类圆形软组织密度结节。

(2)小肾癌:边界清楚的圆形或椭圆形结节,直径等于或小于 3cm,平扫大多数呈均匀稍低密度,少数也可为等密度灶。因为肿瘤血供尚不丰富,增强检查时大多数密度较正常肾实质低,仅少数呈明显增强。小肾癌的假包膜发生率较高。

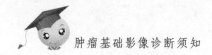

(3)囊性肾细胞癌:由于肿瘤坏死、出血、囊变形成囊性或囊实性肿块,囊壁厚而不规则,囊变区有不规则的分隔或病变内有实性成分或壁结节存在,在增强扫描时上述表现更为明显。

MRI:表现类似CT检查所见。在T1WI上,肾细胞癌与肾皮质大多为等或稍低信号,如内含脂类、糖原等,可为稍高信号;在T2WI上,则呈混杂稍高信号。肿瘤的假性包膜在T1WI及T2WI上为低信号的薄环,尤其在T2WI上显示较好,是肾细胞癌的特征表现之一。Gd-DTPA增强检查时,肿块呈不均一强化。MRI检查的重要价值在于发现和鉴别肾周淋巴结转移,并确定肾静脉和下腔静脉内有无瘤栓及其范围。

诊断与鉴别诊断

肾细胞癌的X线平片检查作用较小,尿路造影大多数仅能显示肿瘤的占位效应,肾动脉血管造影对肾细胞癌术前的栓塞性治疗独具价值。

肾细胞癌影像学诊断主要依靠超声和CT检查。超声对筛查肾细胞癌起重要作用,对肾脏占位病变诊断准确性很高。CT是诊断肾细胞癌的主要方法,对肿瘤的分期更准确、全面。

MRI与CT相比,诊断肾细胞癌准确性相差无几,但应用不如CT普遍。MRI肾细胞癌分期价值略高于CT,对诊断淋巴结转移及血管受累的敏感性高。此外,对鉴别脂肪成分少的肾血管平滑肌脂肪瘤与早期肾癌也特别有帮助。

肾细胞癌表现典型者,结合临床症状,诊断并不困难,并可进行肿瘤分期,但应注意与下列病变的鉴别。

(1)囊性肾细胞癌与合并有感染、出血的肾囊肿的鉴别:囊性肾细胞癌的壁厚而不规则,有分隔或囊内有壁结节,在增强扫描时上述的表现更为明显。

(2)小肾细胞癌与肾血管平滑肌脂肪瘤的鉴别:肾血管平滑肌脂肪瘤内含脂肪成分,肾细胞癌中极少含有脂肪,根据肿块的回声、密度和MRI信号特征可判断肿块是否含脂肪成分,从而做出区分。

(3)肾细胞癌与肾脏淋巴瘤的鉴别:淋巴瘤累及肾脏时,受累肾脏体积明显增大,皮髓质分辨不清,常为双侧肾脏多发结节,无明显强化现象。少数情况下表现为单肾内单发结节,鉴别诊断困难,注意观察同时存在的腹膜后肿大淋巴结对诊断有帮助。

(4)肾细胞癌与黄色肉芽肿肾盂肾炎的鉴别:黄色肉芽肿肾盂肾炎晚期可表现为浸润生长的不均质肿块,其特点为肾盂、肾盏扩大,多伴发结石,肾实质内可见不规则增强的脓腔,肾内同时存在不规则的实性炎性肉芽肿块,有增强现象。临床病史与实验室检查结果对明确诊断非常重要。

(5)肾细胞癌与肾盂癌的鉴别:肾细胞癌伴有明显肾盂侵犯时还需与向肾实质侵犯的肾盂肿瘤鉴别。肾细胞癌血供较肾盂癌丰富,肿块增强明显,容易侵犯肾静脉和下腔静脉。肾盂癌位于肾窦区,多不影响肾轮廓的改变,无瘤内坏死、囊性。

52 肾盂癌的临床和影像学特点

肾盂癌(renal pelvic carcinoma)占肾恶性肿瘤的 8%~12%,好发于 40 岁以上男性,病理上属于尿路上皮细胞肿瘤(urothelial cell tumor)。其中移行细胞癌占80%~90%,包括乳头状和非乳头状移行细胞癌,前者呈息肉状病变,后者呈结节状或扁平状,表现为肾盂增厚,边界不清楚,浸润生长。肿瘤可向下种植至输尿管和膀胱。典型临床表现是无痛性全程血尿,合并有胁腹部痛,大的肿瘤或合并有肾积水时,还可触及到肿块。

影像学表现

X 线检查:X 线平片检查无大价值。静脉肾盂造影可见肾盂、肾盏内有固定不变的充盈缺损,形态不规则。当肿瘤侵犯肾实质时,还可出现肾盂肾盏受压、变形、分开或聚拢表现。肿块引起阻塞,可造成肾盂和肾盏扩张、积水。

超声检查:表现依肿瘤大小而异。肿瘤较小时可见集合系统内有小的低回声区;当肾窦分离时,无回声区围绕的小肿块更为明显;肿块增大时则造成肾窦明显分离并可见较大肿块。

CT:表现为肾窦区肿块,其密度高于尿液而低于肾实质。肿块周围肾窦脂肪受压,大者可致其完全消失,并侵入邻近肾实质。肾盂或肾盏梗阻时,出现肾积水表现。增强检查可见肾窦肿块仅有轻度强化,当残存的肾盂肾盏明显强化

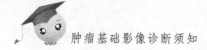

时,延时扫描能清楚显示肿瘤造成的充盈缺损。

MRI:其表现与CT检查类似。MRI检查易于发现较大的肾盂肿块,特别是合并有肾盂、肾盏积水时。在T1WI上肿块信号强度高于尿液,而在T2WI上则低于尿液。MRU还能够显示肿瘤导致的肾盂、肾盏内充盈缺损,如有肾盂、肾盏积水,能确定梗阻部位和程度。

诊断与鉴别诊断

肾盂癌的诊断依据是发现肾盂、肾盏内肿块,其中尿路造影检查是确定这一肿块的最佳检查技术,尤其是发现较小肿瘤。超声检查能够发现比较大的肿块并可与结石鉴别。尿路造影或超声检查发现肾盂、肾盏内充盈缺损后CT用于进一步定性诊断。肾盂癌应与肾盂内阴性结石及血块鉴别,阴性结石在CT上密度较高, 超声呈强回声且后方伴声影; 血块在超声检查时内部多呈细光点, 短期复查有明显变化;结石和血块在CT增强时均无强化。MRI作为肾盂内肿块的辅助检查方法, 此外MRU还适用于肾功能损害和对碘对比剂过敏者,缺点是不易显示结石。

53 肾血管平滑肌脂肪瘤的临床和影像学特点

肾血管平滑肌脂肪瘤(angioleiomyolipoma)是肾脏较为常见的良性肿瘤。肿瘤一般为孤立性, 常见于40~60岁女性;约有20%肿瘤合并有结节性硬化, 且常为双侧多发性,可见于任何年龄。病理上,血管平滑肌脂肪瘤为一种无包膜的错构瘤性的肿块,由不同比例的血管、平滑肌和脂肪组织构

温馨提示

肾血管平滑肌脂肪瘤是肾脏自发破裂的最常见原因,并发出血产生剧烈腰腹痛。

成。肿瘤大小不等,可自数毫米直至20cm。临床上,早期可无症状,肿瘤较大偶可触及肿块,血尿少见。

影像学表现

X线检查:X线平片可显示较大肿块所致的肾轮廓改变。行尿路造影,肿

瘤较小时肾盂、肾盏显影正常,若肿瘤较大则发生肾盂、肾盏受压、移位和变形等改变。肾动脉造影检查可显示丰富迂曲的肿瘤性血管,不易与肾细胞癌鉴别。

超声检查:声像图表现为肾实质内大小不一、以强回声为主的肿块,呈圆形或类圆形,边界清楚。CDFI显示较大肿块的周边或内部有少量短线状动脉血流信号。

CT:肿瘤的表现取决于其内脂肪与非脂肪成分的比例。典型表现为肾实质内边界清楚的混杂密度肿块,内有脂肪性密度灶和软组织密度区,前者为瘤内脂肪成分,后者代表病变内血管和平滑肌组织。增强检查时,肿块的脂肪性低密度区无强化,而血管性结构发生较明显强化。肿块大小不一,小者仅为数毫米,大者可几乎完全替代正常肾实质并明显凸向肾外。并发急性出血时,肿块周边还可见高密度出血灶。

MRI:肿瘤形态学表现类似CT检查所见,在T1WI和T2WI上均呈混杂信号肿块,内有脂肪性高信号或中等信号灶,且可为脂肪抑制技术所抑制而信号明显下降。并发的出血随期龄而有不同信号强度。

诊断与鉴别诊断

依据CT和MRI检查显示肾实质不均质肿块内有明确脂肪成分,通常不难做出肾血管平滑肌脂肪瘤的诊断。诊断较为困难的是脂肪含量很少的肿瘤,不能与其他肾实质肿瘤特别是常见的肾细胞癌相鉴别。此外,发生在肾上极的血管平滑肌脂肪瘤应与肾上腺髓脂瘤鉴别,两者均含有脂肪成分,易于混淆,超声检查及CT增强、MRI检查显示肾上极皮质完整与否有助于两者鉴别。

54 输尿管癌的临床和影像学特点

输尿管恶性肿瘤多来自输尿管上皮组织,依组织类型分为移行细胞癌、鳞癌和腺癌,其中以移行细胞癌最为常见。移行细胞癌具有不同的生长方式:其中80%左右肿瘤呈乳头状生长,突入腔内,即乳头状癌,约1/3为多发性肿瘤;其余肿瘤呈浸润性生长,造成输尿管壁增厚,为非乳头状癌。鳞癌和腺癌少见,尤为后者,肿瘤常为浸润性生长,累及输尿管壁各层。输尿管癌晚期可侵犯周

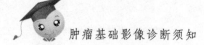

围组织,转移至周围淋巴结,也可通过血行或淋巴发生远隔性转移。

输尿管癌多见于男性,平均发病年龄为 60 岁,常见症状是血尿和腹部或胁腹部疼痛。由于肿瘤多引起输尿管梗阻,故于腹部常可触及肾积水所致的肿块。

影像学表现

X 线检查:平片检查无大意义。尿路造影价值较高,肿瘤的直接征象是输尿管内的中心或偏心性充盈缺损,表面凹凸不平,形态不规则。若肿瘤呈浸润性生长,则病变处输尿管壁不规则、僵硬。输尿管肿瘤的间接征象是病变致输尿管梗阻,其上方输尿管及肾盂、肾盏扩张积水。病变下方的输尿管也可有不同程度扩张。肿瘤较大时,血管造影可示输尿管动脉增粗,向瘤区供血。

超声检查:于输尿管走行区或输尿管内可见实质性中低回声肿块,局部输尿管管壁失去连续性。肿块上方的输尿管明显扩张并可伴肾积水。

CT:平扫示病变上方的输尿管、肾盂、肾盏常有不同程度扩张积水。于输尿管梗阻端可见类似肌肉密度的软组织肿块,较小者呈圆形,边缘光滑或有棘状突起,较大者形态常不规则,并可累及周围组织致其密度发生改变。增强检查,肿块呈轻度强化,并可显示病变区输尿管狭窄或闭塞,管壁不规则增厚或腔内充盈缺损。CT 检查可清楚显示肿瘤有无邻近组织结构的侵犯及淋巴结转移。

MRI:同样可显示肿瘤上方的输尿管、肾盂、肾盏扩张积水,其中 MRU 显示效果最佳。于输尿管梗阻部位可发现肿块,在 T1WI 和 T2WI 上其信号强度分别高于和低于尿液信号。

输尿管肿瘤需与 输尿管结石及血块鉴别

CT 检查具较高的鉴别价值:输尿管结石即使是阴性结石,密度也显著高于肿瘤;输尿管内血块的密度和形态于短期内复查可发生改变,且增强检查不发生强化,有别于输尿管肿瘤。

诊断与鉴别诊断

影像学检查,输尿管、肾盂和肾盏有不同程度扩张积水,于输尿管梗阻端发现肿块或腔内有充盈缺损及管壁不规则增厚,是输尿管肿瘤诊断的主要依据,结合临床表现,多可做出正确诊断。然而,输尿管不同类型肿瘤均可造成上述改变,因此影像学检查不能判断肿瘤的组织类型。CT、MRI 和超声检查还可显示肿瘤对邻近组织和结构的侵犯、淋巴结转移及远隔性转移,有助于明确肿瘤范围和临床治疗。

55 膀胱癌的临床和影像学特点

膀胱癌(bladder carcinoma)多为移行细胞癌,少数为鳞癌和腺癌。移行细胞癌常呈乳头状生长,故称乳头状癌,自膀胱壁凸向腔内,并常侵犯肌层;部分移行细胞癌及鳞癌和腺癌呈浸润性生长,造成膀胱壁局限性增厚。膀胱癌易发生于膀胱三角区和两侧壁,表面常凹凸不平,可并有溃疡,少数肿瘤尚可有钙化。肿瘤晚期形成较大肿块,内可有坏死,并侵犯膀

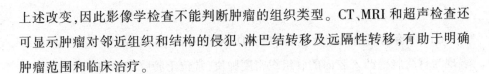

温馨提示

膀胱癌的主要症状是无痛性肉眼血尿,常并有尿频、尿急和尿痛等膀胱刺激症状。如血块阻塞膀胱出口,则出现排尿困难。

胱壁全层和浆膜层,还可进一步侵犯膀胱周围组织和结构,常发生局部淋巴结和(或)远隔性转移。

影像学表现

X 线检查:平片诊断价值不大,仅偶可发现肿瘤钙化,呈细小斑点状、结节状或小环状致密影。膀胱造影检查,乳头状癌表现为自膀胱壁凸向腔内的结节状或菜花状充盈缺损,基底部常较宽,表面多凹凸不平。肿瘤大小不等,小者仅隐约可见,大者可占据膀胱腔的大部。当肿瘤侵犯膀胱壁或为浸润性生长的非乳头状癌,局部膀胱壁表现僵硬,即改变膀胱充盈状态时,僵硬膀胱壁形态无改变,不能扩张。盆腔动脉造影检查,可显示迂曲增粗的肿瘤血管,毛细血管期还可见到肿瘤染色。

超声检查:膀胱壁不规整并有结节状、菜花状中等强回声团凸向腔内,其可为广基或带蒂。早期,与病变相连的膀胱壁回声正常;晚期肿瘤侵犯肌层时,局部膀胱壁增厚,层次不清,连续性中断,甚至侵犯膀胱周围组织器官,而使其

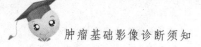

回声发生改变。

CT：在膀胱周围低密度脂肪和腔内尿液的对比下，膀胱癌可清楚显示，多表现为自膀胱壁凸入腔内的软组织密度肿块，常位于膀胱侧壁和三角区。肿块大小不等，呈结节、分叶、不规则或菜花状，其与壁相连的基底部多较宽，少数者较窄。肿块密度常均一，少数肿块表面可有点状或不规则钙化。部分膀胱癌无明确肿块，仅表现膀胱壁局部不规则增厚，表面常凹凸不平。增强：早期扫描肿块多为均一强化，偶见其内有坏死性无强化低密度灶；延时扫描，腔内充盈对比剂，肿块表现为低密度充盈缺损。

当膀胱癌发生壁外侵犯时，表现病变处膀胱壁外缘不清，周围脂肪密度增高，出现索条状软组织密度影乃至肿块影。肿瘤还可进一步侵犯周围器官：精囊受累时则精囊角消失，受累精囊增大；侵犯前列腺时使之增大、变形；当肿块部分或全部包绕子宫或直肠时，提示这些器官已受累。CT检查还可发现盆腔和腹主动脉周围淋巴结增大，提示已发生淋巴结转移。

MRI：膀胱所产生的形态学表现与CT检查相仿，也表现为自膀胱壁凸向腔内肿块和（或）膀胱壁局限性不规则增厚。在T1WI上，肿瘤的信号强度类似正常膀胱壁；然而在T2WI影像上，其多为中等信号，信号强度要显著高于正常膀胱壁，因而能较为准确显示肿瘤的范围和侵犯深度。Gd-DTPA增强检查，肿瘤早期强化且强化程度高于正常膀胱壁，因此同样能准确显示肿瘤范围。MRI检查也可确定膀胱癌对周围组织器官的侵犯及淋巴结转移。

诊断与鉴别诊断

根据上述影像学检查表现，结合临床所见，多可提示膀胱癌的诊断。若病变同时并有相邻组织结构侵犯和（或）淋巴结转移，不但能进一步明确诊断，且可进行肿瘤分期，有助于临床治疗。

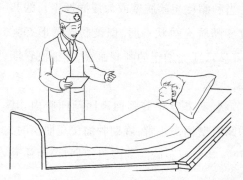

膀胱癌应与膀胱内阴性结石、血块或其他类型膀胱肿瘤鉴别。阴性结石和血块也可造成膀胱内充盈

缺损,但变换体位检查两者多有位置变化,且 CT 和超声检查时阴性结石分别表现为较高密度和后方伴有声影的强回声病变,不难鉴别。早期膀胱癌与膀胱其他类型肿瘤可有相似的影像学表现,鉴别多较困难,此时膀胱镜并活检可明确诊断;膀胱癌晚期已有局部延伸和(或)转移时,一般不难与其他类型膀胱肿瘤鉴别。

56 前列腺癌的临床和影像学特点

目前我国前列腺癌的发病率较低,但近年逐渐升高。

前列腺癌主要发生在前列腺的周围带(占 70%),其生长可侵犯相邻区,并可突破前列腺被膜,进而侵犯周围脂肪、精囊和邻近结构,还可发生淋巴转移和血行转移,后者以骨转移多见且常为成骨性转移。前列腺癌 95% 为腺癌。

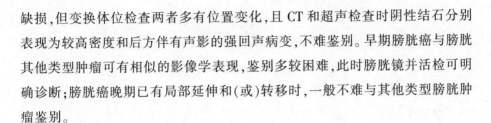

温馨提示

前列腺癌(prostate cancer)多发生于老年男性,在欧美各国发病率高,在美国男性恶性肿瘤中发病率占第 2 位,居男性肿瘤死亡构成的第 1 位。

前列腺癌的分期主要应用国际抗癌联合会 TNM 分期和美国泌尿科学分会(AUA)的临床分期(JEWETT-WHITMORE 分期),见下表。

前列腺癌临床 JEWETT-WHITMORE 分期和 TNM 分期与病理对照

JEWETT-HITMORE 分期	TNM 分期	病理表现
A	T1	组织学检查偶尔发现前列腺癌
B	T2	肿瘤局限在腺体内
C	T3	肿瘤侵犯前列腺顶部或侵犯被膜以外、膀胱颈部或精囊,但肿瘤尚未固定
D	T4	肿瘤已固定或侵犯 T3 以外的邻近器官或结构;出现淋巴结转移或骨转移等

值得注意的是前列腺癌常常并发前列腺增生。前列腺癌的早期临床表现可

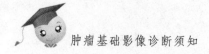

类似前列腺增生,即排尿困难,晚期出现膀胱和会阴部疼痛和转移体征。指肛检查可触及前列腺硬结,表面不规则。实验室检查,前列腺特异抗原(PSA)增高。

临床治疗方法的选择取决于分期,通常 A、B 期前列腺癌采取根治切除术,C、D 期前列腺癌采取非手术治疗(激素治疗、放疗、化疗、冰冻治疗等)。

影像学表现

超声检查:早期前列腺癌(A、B 期)呈低回声结节,位于外腺区,少数肿瘤可为等回声或非均质回声增强病灶,病变边界多模糊不清,较大者可致局部被膜外凸。经直肠途径的腔内检查非常重要,其显示前列腺和精囊的效果要优于经腹途径。

在进展期前列腺癌(C、D 期),前列腺呈不规则分叶状增大;被膜不完整,回声连续性中断;内部回声强弱不均,内外腺结构境界不清,CDFI 显示局部血流信号增加;邻近器官出现受累表现,如膀胱颈部呈不规则增厚、隆起,膀胱直肠窝或直肠壁出现肿块回声。

CT:早期前列腺癌仅显示前列腺增大,而密度无异常改变;增强检查,前列腺组织与肿瘤组织强化程度类似,因而无助于诊断局限于被膜内的肿瘤。对于进展期前列腺癌,能够显示肿瘤的被膜外侵犯,表现正常前列腺形态消失,代之为较大的分叶状肿块。肿瘤侵犯精囊,造成精囊不对称、精囊角消失和精囊增大。膀胱受累时,膀胱底壁增厚,以致出现突向膀胱腔内的分叶状肿块。肿瘤侵犯肛提肌时,使其增厚。CT 检查也可发现盆腔淋巴结转移及远隔器官或骨的转移。

MRI:对于发现前列腺癌和确定其大小、范围均有较高价值。T1WI 上前列腺癌与前列腺组织均为一致性较低信号,难以识别肿瘤;然而在 T2WI 上,前列腺癌典型表现为正常较高信号的周围带内出现低信号结节影,因此肿瘤与周围组织的信号有显著差异,易于发现早期肿瘤。据统计 5mm 以上前列腺癌,MRI 的发现率为 60%。

MRS 检查,前列腺病变区 Cit 峰值明显下降和(或)(Cho+Cre)/Cit 的比值显著增高,均提示为前列腺癌。

MRI 是前列腺癌分期的最佳影像检查方法,可确定前列腺被膜有无破坏、突破以及精囊是否受侵,这对临床是否采取手术治疗和估价预后非常重要。正常前列腺被膜应是光滑连续的,当被膜局部浸润、表面不光整;被膜中断及不连续,被膜凸出,两侧神经血管丛不对称,前列腺直肠角消失时,均提示被膜已受累。精囊受侵时,受累侧精囊增大并 T2WI 上信号减低。MRI 检查还可查出转移所致的盆腔淋巴结及其他部位淋巴结的增大,也易于发现其他器官和(或)骨转移。

诊断与鉴别诊断

对于早期限于前列腺被膜内的肿瘤,MRI 为首选影像检查方法,T2WI 上于较高信号周围带内发现低信号结节是诊断的主要依据。早期局限于被膜内的前列腺癌,特别是中央带与移行带内的早期前列腺癌,需与良性前列腺增生鉴别;此外,慢性前列腺炎造成的局部纤维化、局限性梗死和前列腺内血肿,在 MRI 上可与早期前列腺癌有相似表现。MRS 能提供前列腺组织的代谢信息而有助于鉴别前列腺癌和良性前列腺增生,这对诊断位于中央带与移行带的早期前列腺癌特别有价值。

对于进展期的前列腺癌,超声、CT 和 MRI 诊断并不困难,并可根据前述表现均能较为准确地显示肿瘤范围,据此进行肿瘤分期,并可评价各种治疗方法的疗效。

57 子宫内膜癌的临床和影像学特点

子宫内膜癌(endometrial carcinoma)是女性生殖系统常见恶性肿瘤,发病率仅次于宫颈癌。病理上腺癌占绝大多数。肿瘤最初位于子宫内膜,可发生溃疡和坏死,其后向外侵犯子宫肌层,并可向下延伸侵犯宫颈。当肿瘤穿破浆膜后,能直接累及宫旁组织、膀胱和邻近肠管。淋巴转移是常见的转移途径,血行转移和腹膜直接侵犯均较少见。

临床上子宫内膜癌依其侵犯范围分为四期

- Ⅰ期:肿瘤限于子宫体。
- Ⅱ期:肿瘤侵犯子宫颈。
- Ⅲ期:肿瘤侵犯至宫外,但范围限于真盆腔。
- Ⅳ期:肿瘤侵犯膀胱、肠管或发生远隔性转移。

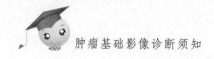

子宫内膜癌发病的峰值年龄为 55~65 岁。主要症状是阴道不规则出血,特别是绝经后女性,出现白带增多并血性和脓性分泌物。子宫内膜癌临床诊断主要依靠刮宫和细胞学检查,特别是在肿瘤早期,影像学检查的目的在于评价肿瘤侵犯子宫的深度、范围、淋巴结转移及远隔性转移,以便采取适当的治疗方案和估计预后。

影像学表现

X 线检查:价值不大。盆腔动脉造影可显示杂乱不规则的肿瘤血管。

超声检查:子宫增大,弥漫性肿瘤可见子宫内膜不均匀增厚,可达 6mm 以上,并向下可延伸至宫颈管,绝经后妇女的子宫内膜厚度<5mm 者可排除内膜癌。局限性者仅累及部分内膜,呈团块状回声;肿瘤发生坏死、出血时,其内有不规则无回声区;当侵犯肌层内,呈无包膜回声。

CT:Ⅰ 期肿瘤,当瘤灶较小时,可表现正常;当肿瘤明显侵犯子宫肌时,子宫常呈对称性或分叶状增大,增强检查肿瘤强化程度低于邻近正常子宫肌而表现为较低密度肿块,边界多不清楚。Ⅱ 期肿瘤侵犯宫颈时,示宫颈不规则增大,较大肿瘤常阻塞宫颈管,致宫腔积水、积血或积脓。Ⅲ 期肿瘤,由于宫旁组织受累,正常脂肪性低密度表现消失,代之以不规则软组织肿块影,有时还可见盆腔淋巴结增大。Ⅳ 期肿瘤,当膀胱和(或)直肠受累时,显示与子宫肿块相连的局部膀胱壁或直肠壁增厚或形成肿块,也可发现肝或上腹部腹膜的远隔性转移。

MRI:对于临床刮宫和组织学检查发现的子宫内膜癌,MRI 检查具有较高的诊断价值,可判断子宫肌受累的深度、有无宫颈侵犯和宫外延伸,从而利于临床治疗和判断预后。

Ⅰ 期肿瘤,病变限于子宫内膜时,T1WI 或 T2WI 影像上可显示正常;当肿瘤侵犯子宫肌时,在 T2WI 影像上能较为准确地测量出肿瘤侵犯子宫肌的深度,准确率达 75%~95%,可见中等信号的肿瘤破坏子宫内膜与子宫肌界面,联合带低信号中断并侵入子宫肌内、外层。Gd-DTPA 增强 T1WI 检查,子宫内膜癌的强化程度不同于邻近正常子宫肌,同样能较准确估价出肿瘤的范围和侵犯深度。Ⅱ 期肿瘤,T2WI 影像上可示中等信号的肿块延伸至宫颈,并扩张了宫颈管;肿瘤进一步向深部侵犯时,可破坏和中断低信号的宫颈纤维基质带。Ⅲ期和Ⅳ期肿瘤,发生宫旁延伸时,显示肿瘤累及宫旁组织并使其信号发生改变,卵巢受累时则卵巢处出现中等信号肿块,腹膜种植表现为 T1WI 中等信号和 T2WI 高信号的结节影,淋巴结转移时显示淋巴结增大。

诊断与鉴别诊断

在各种影像检查方法中,MRI 检查最有价值,不但能显示子宫内膜癌的某些特征从而提示诊断,且能较准确显示病变范围。超声检查,当肿瘤限于子宫时,可有一些异常表现,但不具特征,例如难与变性的子宫肌瘤、多发肌瘤、平滑肌肉瘤等鉴别,诊断需结合临床表现和相关

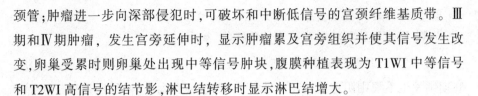

温馨提示

子宫内膜癌的诊断主要依靠刮宫和细胞学检查,影像学检查的目的是确定肿瘤范围、观察治疗效果及判断肿瘤有否复发。

的组织学检查。CT 检查仅对晚期子宫内膜癌有意义,可显示肿瘤侵及的范围及发现淋巴结和(或)远隔性转移。

58 子宫颈癌的临床和影像学特点

子宫颈癌也称宫颈癌(cervical carcinoma),是我国女性生殖系统最常见的恶性肿瘤。

病理上,宫颈癌多为鳞状上皮癌,约占 90%,其余为腺癌或腺鳞癌。宫颈癌多发生在鳞状上皮与柱状上皮结合处,富于侵犯性,可破坏宫颈壁而侵犯宫旁组织,进而到达盆壁,向下和上延伸则侵犯阴道和子宫下段。病变晚期,输尿管、膀胱和直肠均可受累。宫颈癌主要沿淋巴道转移,血行转移少见。子宫颈癌的治疗方案取决于肿瘤的分期。

宫颈癌的临床分期

- Ⅰ期:肿瘤完全限于宫颈。
- Ⅱ期:肿瘤延伸超过宫颈,但不达盆壁和阴道下 1/3。

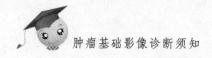

- Ⅲ期:肿瘤延伸至盆壁或阴道下 1/3。
- Ⅳ期:肿瘤延伸超过真盆腔或侵犯膀胱、直肠。

临床上,宫颈癌常见于 45~55 岁。接触性出血是宫颈癌早期的主要症状,晚期则发生不规则阴道出血和白带增多。肿瘤侵犯盆腔神经可引起剧烈疼痛,侵犯膀胱和直肠则发生血尿和便血。妇科检查可见宫颈糜烂及菜花或结节状肿物。

影像学表现

X 线检查:X 线检查价值不大。

超声检查:肿瘤早期,声像图可无异常。中晚期肿瘤表现为:宫颈体积增大,形态不规则,边缘模糊;宫颈回声不均,内有不规则强回声斑和无回声区;当肿瘤侵犯宫体或宫外其他器官时,则出现相应器官的回声异常。

CT:对于Ⅰ期较大肿瘤及Ⅱ~Ⅳ期肿瘤,CT 可显示病变范围。

Ⅰ期肿瘤较小时,CT 检查可无异常发现;肿瘤较大而明显侵犯宫颈基质时,表现宫颈增大,直径大于 3.5cm;增强检查,肿瘤的强化程度要低于残存的宫颈组织。Ⅱ期肿瘤,增大宫颈的边缘不规则或模糊;宫旁脂肪组织密度增高,甚至出现与宫颈相连的软组织肿块;输尿管周围脂肪密度增高,或出现肿块。Ⅲ期肿瘤继续向外生长可侵犯盆壁,显示软组织肿块侵犯闭孔内肌或梨状肌;可发现盆腔淋巴结增大。Ⅳ期肿瘤,当肿瘤侵犯膀胱和直肠时,上述结构周围脂肪间隙消失,膀胱或直肠壁增厚,甚至出现肿块;并可有腹膜后淋巴结增大或其他脏器转移表现。

MRI:由于 MRI 检查可明确显示正常宫颈各带解剖及宫颈与阴道的分界,因此对肿瘤范围的显示要优于 CT 检查。

Ⅰ期肿瘤,MRI 检查不能识别原位癌和微小肿瘤。当肿瘤明显侵犯宫颈基质时,于 T2WI 上表现中等信号肿块,其扩大了宫颈管、中断了低信号纤维性宫颈基质或脱入阴道内。Ⅱ期肿瘤,显示宫颈增大,外缘不规则或不对称,宫旁出现肿块或宫旁脂肪组织内出现异常信号的粗线状影。Ⅲ期肿瘤,除上述异常表现外,还显示肿块向下侵犯阴道的下部,向外延伸至盆壁,或出现肾积水表现。Ⅳ期肿瘤,表现膀胱或直肠周围脂肪界面消失,正常膀胱壁或直肠壁的低信号有中断,或这些器官的黏膜信号中断,乃至出现膀胱壁或直肠壁的增厚或腔内肿块。

宫颈癌治疗后可复发,常见复发部位为阴道上端,在 T2WI 上呈显著高信号,而放疗后纤维化则呈较低信号。

诊断与鉴别诊断

宫颈癌早期诊断主要依靠临床检查及活检病理诊断,影像检查主要适用于进展期子宫颈癌的分期,判断其侵犯范围,明确有无宫旁侵犯、盆壁或周围器官受侵及淋巴结转移。MRI 是子宫颈癌分期首选影像检查方法,此外,还有助于鉴别治疗后肿瘤复发与纤维化。

59 卵巢癌的临床和影像学特点

卵巢癌是卵巢最常见的恶性肿瘤,主要为浆液性囊腺癌(serous cystadeno-carcinoma)和黏液性囊腺癌(mucinous cystadenocarcinoma),而其他类型卵巢癌均少见。其中浆液性囊腺癌最为多见,占全部卵巢恶性肿瘤的 40%~60%,双侧者约为 5%,其中绝大多数是由浆液性囊腺瘤恶变而来。病理上,肿瘤为囊实性,切面示瘤内有许多大小不等囊性区,内含陈旧性出血,囊壁上有明显乳头状突起。黏液性囊腺癌占卵巢癌的 15%~20%,其中约 25% 为双侧性。肿瘤为多房状,囊内有乳头状增生。

卵巢癌的延伸包括局部侵犯、腹膜腔的直接种植和淋巴转移,而血行转移较为少见。在腹膜直接种植中,黏液性囊腺癌可形成腹腔假性黏液瘤。

卵巢癌的临床分期

- Ⅰ期:肿瘤限于卵巢。
- Ⅱ期:肿瘤有盆腔内延伸,累及子宫、输卵管或盆腔其他组织。
- Ⅲ期:肿瘤发生腹膜腔转移,包括网膜和(或)腹膜后、腹股沟淋巴结转移。
- Ⅳ期:发生远隔性转移,包括胸部、肝脏转移。

临床上,卵巢癌早期无症状,发现时已多属晚期。表现腹部迅速生长的肿块,常并有压迫症状,多有血性腹水,并有消瘦、贫血、乏力等表现。

影像学表现

超声检查:声像图表现为盆腹腔内较大肿块,可为双侧性,形态不规则,边界不清。肿块回声杂乱,呈不均匀实性回声与无回声区相间;分隔形成的带状

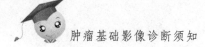
回声厚薄不均,常有较大乳头状或菜花状强回声突起。多伴有腹水。CDFI 显示肿块的实质部分、分隔及乳头状突起内均有丰富血流信号。

CT:表现为盆腹腔内较大肿块,内有多发大小不等、形态不规则的低密度囊性部分,其间隔和囊壁厚薄不均,有明显呈软组织密度的实体部分。增强检查,肿瘤的间隔、囊壁和实体部分发生显著强化。多数肿瘤并有显著量腹水。

肿瘤发生局部延伸时,如输尿管受累,则发生肾积水;侵犯子宫时,造成宫旁脂肪密度增高,子宫增大而形态不规则。肿瘤发生腹膜腔转移时,可造成大网膜弥漫性增厚、密度不均匀增高,形如饼状,称为网膜饼;腹膜腔转移也可在腹膜表面形成多发小的结节;黏液性囊腺癌发生种植性转移时,形成腹腔假性黏液瘤,表现为盆、腹腔内低密度肿块,当位于肝脏外缘处时,呈分隔状表现,致肝表面形成多个扇形压迹。此外,还可发现盆腔、腹膜后和腹股沟淋巴结转移和肝内转移。

MRI:肿瘤的形态学表现类似 CT 检查所见,通常表现为不规则的囊实性肿块,囊液视其内容而在 T1WI 上表现为低至高信号,而 T2WI 上均显示为高信号。囊内隔和囊壁形态不规则,增强检查发生强化,而其内囊液无强化。MRI 检查同样能发现腹水、腹膜的种植性转移、淋巴结转移和邻近结构的直接侵犯。

诊断与鉴别诊断

超声、CT 或 MRI 检查,当女性盆腔或盆腹腔内有较大的单侧或双侧性肿块,呈囊实性表现,其壁和内隔厚而不规则并有明显的实体部分,是卵巢囊腺癌的主要表现,也是诊断的主要依据。超声、CT 和 MRI 检查常可做出诊断,并可显示肿瘤的直接侵犯范围、是否有腹膜腔种植性转移和淋巴结转移。

有时,卵巢囊腺癌不易与卵巢囊腺瘤鉴别,原因是某些病变不典型,致其间表现有所重叠,这是影像学检查的限度。然而,当发现病变同时有直接延伸或转移征象时,可诊为卵巢囊腺癌。

60 腹膜后转移瘤的临床和影像学特点

身体各部位的恶性肿瘤均可转移至腹膜后间隙,但以腹膜后器官、消化系统、盆腔、泌尿和生殖系统的恶性肿瘤的转移最为多见。转移途径可经淋巴扩散、瘤栓血行播散、经肠系膜和韧带附着处直接扩散或种植,但以一种途径为主。就腹膜后肿瘤而言,淋巴结转移瘤要多于原发肿瘤。原发瘤部位不同,其淋巴转移途径和腹膜后淋巴结受累情况也就有所不同。例如,卵巢肿瘤转移常先至骶前、髂血管旁淋巴结,而后至腹主动脉旁淋巴结;而睾丸恶性肿瘤由于淋巴引流的关系,可直接转移至肾门水平的腹主动脉旁淋巴结,由于两侧淋巴结有淋巴管相通,单侧睾丸肿瘤也可发生双侧淋巴结转移。

影像学表现

超声检查:增大的淋巴结多数表现为圆形或椭圆形低回声肿块,边界清楚。多个增大淋巴结融合在一起时,呈蜂窝状表现。较大的淋巴结转移由于坏死、纤维化而呈混杂回声。

CT:腹膜后转移瘤最常见的两种表现,即为实质性肿块或淋巴结增大。实质性肿块表现多样,没有一定的特征性。部分腹膜后转移瘤系由于椎体转移瘤扩展而来,CT上除显示软组织肿块外,还能清晰显示椎体骨破坏的情况。淋巴转移多位于腹主动脉旁淋巴结。增大的淋巴结可呈单一或多个类圆形结节影,边缘清楚,呈软组织密度。多个增大淋巴结可融合成块而呈分叶状表现,推移或包绕大血管,部分淋巴结可发生坏死而致密度不均。增强检查,可显示轻度乃至明显均一或不均一强化。此外,相关部位检查还能发现原发瘤灶。

MRI:腹膜后实质性转移灶表现为软组织肿块,内可见肿瘤坏死所致 T1WI 上低信号和 T2WI 高信号。腹膜后淋巴结转移呈单发或多发结节影,T1WI 上信号强度常略高于肌肉,而 T2WI 上为显著高信号。较大淋巴结转移内有坏死、液化时,呈混杂信号。增大的淋巴结也可融合,呈分叶状团块影,并可包绕大血管及其主要分支。T2WI 上,由于淋巴结信号强度类似周围脂肪,因而应用脂肪抑制技术有助于两者区分。此外,MRI 能更多了解椎体转移瘤侵犯的范围,并可鉴别治疗后肿瘤残留或复发与纤维化。

诊断与鉴别诊断

伴有明确原发恶性肿瘤的腹膜后单发、多发或融合在一起的结节状肿块,

CT 和 MRI 只能从淋巴结的大小上来判断有无病变，一般认为直径超过 1.5cm 者有临床意义。

应考虑为淋巴结转移。若无明确原发瘤病史，影像学检查发现上述表现，也应仔细寻找原发灶，以利诊断。

影像学检查目前多无法鉴别肿大淋巴结的良、恶性，也无法除外正常大小的淋巴结有无转移。如不能区分反应性增生、肉芽肿性病变与转移瘤所造成的淋巴结增大，甚至不能与腹膜后淋巴瘤相鉴别。因此，必须结合其他相关部位的影像学检查和临床检查，方能做出正确的诊断。

61 骨骼肌肉系统成像技术的优选和综合应用

在骨骼肌肉系统，对于不同疾病，各种影像学检查技术的价值各异，因此对临床怀疑的病变，应有针对性地选择不同的检查技术。例如，同样为膝关节外伤患者，若临床怀疑骨折，则首选检查方法为 X 线片；当临床考虑韧带或半月板损伤时，则首选检查技术为 MRI。此外，对于某些骨骼肌肉系统疾病，常常需要联合应用两种以上的检查技术，如恶性骨肿瘤，X 线片和 CT 对于显示骨质改变较佳，而 MRI 对骨髓腔受累及其范围的确定具有独特的价值。因此这些检查技术的联合应用，对病变的细节、范围、分期必然较任何单一检查技术更准确、更全面，而有助于疾病的正确诊断和临床治疗。

62 骨肉瘤的临床和影像学特点

骨肉瘤(osteosarcoma)亦称成骨肉瘤(osteogenic sarcoma)，是指瘤细胞能直接形成骨样组织或骨质的恶性肿瘤。其恶性度高、发展快，是国内最常见的骨恶性肿瘤，发病率约占骨恶性肿瘤的34%。骨肉瘤按其发生的部位可分为髓性骨肉瘤(intramedullary osteosarcoma)和表面骨肉瘤(surface osteosarcoma)，前者发生于髓腔，约占全部骨肉瘤的3/4，后者发生于骨表面。本节主要讨论髓性骨肉瘤。骨肉瘤也可分为原发性和继发性两种。继发性者是指在原先某种骨疾患的基础上所发生的骨肉瘤,如在畸形性骨炎、慢性化脓性骨髓炎的基础上和骨受放射线照射后所发生者。

肿瘤的切面呈多彩性。骨肉瘤肿瘤细胞具有分化为骨样组织和骨质、软骨以及纤维组织的潜能,镜下主要成分是肿瘤性成骨细胞、肿瘤性骨样组织和肿瘤骨,还可见多少不等的肿瘤性软骨组织和纤维组织。

跳跃性转移(skip metas-tases)是骨肉瘤特有的一种转移方式,即位于与原发瘤同一骨内的或位于邻近关节对侧骨内的孤立转移结节,与原发瘤无直接联系,患者无远处转移的证据,也未经受过放疗或化疗。跳跃性转移灶的存在与否对治疗方案的选择有重要意义。

> **温馨提示**
>
> 骨肉瘤主要通过血行转移,最常见的是肺转移,其次为骨转移。骨肉瘤是较多发生骨转移的原发性骨恶性肿瘤之一。偶尔也见淋巴结转移。

原发性骨肉瘤多见于男性,男女之比约为 1.7:1。好发年龄为 11~20 岁,占 47.5%;次为 21~30 岁,占 28.7%。年龄愈大发病率愈低。骨肉瘤恶性程度高,进展快,多早期发生肺转移。一般从出现症状到肺转移的时间是半年至一年。骨肉瘤有疼痛、局部肿胀和运动障碍三大主要症状。实验室检查多数有碱性磷酸酶明显升高。

影像学表现

X 线检查:骨肉瘤可发生于任何骨。国内统计资料显示最常发生于股骨(47%)、次为胫骨(26.3%),其余顺次为肱骨(7.1%)、颌骨(5.1%)、腓骨(3.8%)及骨盆(2.7%)。肿瘤好发于长骨干骺端,尤其是股骨远端和胫骨近端最多见。骨肉瘤可有以下的基本 X 线表现。

(1)骨质破坏:多始于干骺端中央或边缘部分,松质骨呈小斑片状骨破坏,皮质边缘示小而密集的虫噬样破坏区,在皮质内表现为哈佛管扩张而呈筛孔状破坏。以后骨破坏区融合扩大形成大片的骨缺损。

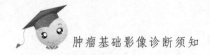

(2)肿瘤骨:骨破坏区和软组织肿块内的肿瘤骨是骨肉瘤本质的表现,也是影像诊断的重要依据。

瘤骨的形态主要有

- 云絮状:密度较低,边界模糊,是分化较差的瘤骨。
- 斑块状:密度较高,边界清楚,多见于髓腔内或肿瘤的中心部,为分化较好的瘤骨。
- 针状:为多数细长骨化影,大小不一,边界清楚或模糊,彼此平行或呈辐射状,位于骨外软组织肿块内。其成因是肿瘤向软组织浸润发展时,肿瘤细胞沿供应肿瘤的微血管周围形成肿瘤性骨小梁。一些非成骨性肿瘤的间质内可以出现反应性间质成骨,其中有的也形成骨针,如血管瘤和尤文肉瘤,有时与针状瘤骨不易区分。

(3)软组织肿块:表示肿瘤已侵犯骨外软组织,肿块多呈圆形或半圆形,边界多不清楚。在软组织肿块内可见瘤骨。

(4)骨膜增生和Codman三角:骨肉瘤可引起各种形态的骨膜新生骨和Codman三角,两者虽是骨肉瘤常见而重要的征象,但并非特异,也可见于其他骨肿瘤和非肿瘤性病变。

在X线片上,据骨破坏和肿瘤骨的多寡,骨肉瘤可分为三种类型:①硬化型:有大量的肿瘤新生骨形成。X线见骨内大量云絮状、斑块状瘤骨,密度较高,明显时呈大片象牙质改变。软组织肿块内也有较多的瘤骨。骨破坏一般并不显著。骨膜增生较明显。②溶骨型:以骨质破坏为主。早期常表现为筛孔样骨质破坏,以后进展为虫蚀状、大片状骨破坏。广泛的溶骨性破坏易引起病理性骨折。一般仍可见少量瘤骨及骨膜增生,如瘤骨显示不明确,X线确诊就较困难。③混合型:即硬化型与溶骨型的X线征象并存。

CT:CT上可清楚显示软组织肿块,常偏于病骨一侧或围绕病骨生长,有时可侵犯周围正常的肌肉、神经和血管而与之分界不清,其内常见大小不等的坏死囊变区。CT发现肿瘤骨较平片敏感,瘤骨分布在骨破坏区和软组织肿块内,形态与平片所见相似,密度差别较大,从几十至数百HU或更高。CT能很好显示肿瘤与邻近结构的关系,血管神经等结构受侵表现为肿瘤组织直接与这些结构相贴或包绕它们,两者之间无脂肪层相隔。CT能较好地显示肿瘤在髓腔的蔓延范围,表现为低密度的含脂肪的骨髓为软组织密度的肿瘤所取代。增强扫描肿瘤的实质部分(非骨化的部分)可有较明显的强化,使肿瘤与瘤内坏死灶和周围组织的区分变得较为清楚。

MRI:骨质破坏、骨膜反应、瘤骨和瘤软骨钙化在 T2WI 上显示最好,其形态与 CT 所见相似,但 MRI 显示细小、淡薄的骨化或钙化的能力远不及 CT。大多数骨肉瘤在 T1WI 上表现为不均匀的低信号,而在 T2WI 上表现为不均匀的高信号,肿块外形不规则,边缘多不清楚。MRI 的多平面成像可以清楚地显示肿瘤与周围正常结构如肌肉、血管、神经等的关系,也能清楚显示肿瘤在髓腔内以及向骨骺和关节腔的蔓延,是发现跳跃病灶的较理想的检查方法。

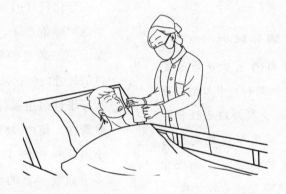

特殊类型的骨肉瘤:

(1)多发性硬化型骨肉瘤:又称为骨肉瘤病。少见,发病年龄小,大多于1~10 岁发病。临床症状更为急剧,预后更差。影像学特点是全身多处同时或不同时出现的硬化型骨肉瘤灶。

(2)骨旁骨肉瘤:表面骨肉瘤包括骨旁骨肉瘤、骨膜骨肉瘤和高度恶性表面骨肉瘤,其中前者最常见。骨旁骨肉瘤(parosteal osteosarcoma)又称皮质旁骨肉瘤,多数分化较好,异型性较轻,预后多较好。肿瘤由肿瘤骨质、梭形细胞和软骨等构成,其瘤骨形成较多且致密。其好发年龄为 25~40 岁,男女差别不大。一般发生在相当于干骺端的部位,多见于股骨远端的后部。X 线表现为基底部附着于骨表面的骨性肿块,与骨皮质间可有一透亮间隙,一般不见骨膜反应。肿瘤较大者常有包绕骨干生长的倾向,此时透亮间隙不易显示。CT 可清楚显

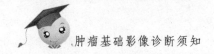

示骨旁的骨性包块,一般不见软组织肿块。肿瘤相邻骨皮质增厚,有时可见瘤骨侵入髓腔甚至基底部骨质被侵蚀破坏。MRI 图像上骨性包块呈低信号,未钙化的肿瘤组织 T2WI 呈高信号,T1WI 可清楚显示肿瘤对髓腔的侵犯。

63 软骨肉瘤的临床和影像学特点

软骨肉瘤(chondrosarcoma)是起源于软骨或成软骨结缔组织的一种较常见的骨恶性肿瘤。发病率仅次于骨肉瘤,占骨恶性肿瘤的 16.1%,骨肿瘤的 6.5%,居第四位。据肿瘤的发生部位,可分为中心型和周围型,前者发生于髓腔,呈中心性生长,后者发生于骨的表面。

温馨提示

软骨肉瘤也可分为原发性和继发性两种。中心型以原发性居多,少数为内生性软骨瘤恶变;周围型以继发性为多,常见的是继发于骨软骨瘤,尤其是多发性骨软骨瘤。

分化较好的肿瘤为蓝白色,半透明略带光泽,呈分叶状。切面上可见黄色的钙化灶和灰红色的软骨内骨化部分。肿瘤表面有纤维性假包膜,纤维组织伴随血管伸入瘤内,将肿瘤分隔为大小不等的小叶。软骨基质的钙化多沿血管丰富的小叶边缘区进行,故多呈环状,并可见以软骨内骨化方式形成骨质。

软骨肉瘤多见于男性,男女之比约为 1.8:1。发病年龄范围较广。一般认为原发性的发病年龄较继发性的低。凡软骨内化骨的骨骼均可发生,发病部位以股骨和胫骨最为多见,其次除骶骨以外的骨盆部也是好发部位之一,指(趾)骨少见。主要症状是疼痛和肿胀,并可形成质地较坚硬的肿块。

影像学表现

X 线检查:中心型软骨肉瘤在骨内呈溶骨性破坏,破坏区边界多不清楚,少数边缘可稍显硬化。邻近骨皮质可有不同程度的膨胀、变薄,骨皮质或骨性包壳可被破坏而形成大小不等的软组织肿块。骨破坏区和软组织肿块内可见数量不等、分布不均、疏密不一或密集成堆或稀疏散在的钙化影。钙化表现为密度不均、边缘清楚或模糊的环形、半环形或砂砾样,其中环形钙化影具有确定其为软骨来源的定性价值,也可见到斑片状的软骨内骨化征象。分化差的肿瘤可能仅见数个散在的点状钙化甚至不见钙化影。肿瘤的非钙化部分密度均匀,呈水样密度。偶可见骨膜反应和Codman三角。

周围型软骨肉瘤多为骨软骨瘤恶变。骨软骨瘤恶变多表现为软骨帽不规则增厚变大,边缘模糊,并形成不规则软组织肿块,其内出现不同形状的钙化影。骨软骨瘤原有的钙化影变淡、模糊、残缺或消失;原来的骨性基底可被破坏,有时尚可见残迹,有时已完全消失。

CT:可见骨破坏区、软组织肿块和钙化、骨化影。由于CT有良好的密度分辨力和避免了组织的重叠,显示钙化的效果优于平片,有助于定性诊断。在CT片上软骨肉瘤的典型钙化仍是点状、环形或半环形。CT显示肿瘤非钙化部分密度可不均匀,还可见到坏死、囊变区的更低密度影。

MRI:T1WI上软骨肉瘤表现为等或低信号,恶性度高的信号强度常更低;T2WI上,低恶性度的肿瘤因含透明软骨而呈均匀的高信号,但恶性度高的信号强度不均匀。钙化和骨化均呈低信号。对软骨肉瘤的MRI动态增强扫描检查的研究表明,软骨肉瘤一般在注射对比剂后10秒内即出现强化,而软骨瘤的强化则发生的较晚,可依此进行二者的鉴别。

诊断与鉴别诊断

单凭X线表现诊断软骨肉瘤存在一定困难。长管状骨骨内地图样或虫蚀样骨质破坏区伴钙化,边缘分叶样,骨内面侵蚀及骨膜反应都提示病灶来自于软骨,最常见病变即为软骨肉瘤,然而与软骨瘤鉴别往往较困难。

本病需与以下疾患鉴别:①骨肉瘤:由于软骨肉瘤除点状和环形钙化外,可有斑片状骨化影;而骨肉瘤由于具有分化为骨样组织和骨质、软骨以及纤维组织的潜能,同样可见到瘤软骨的钙化影,因此在肿瘤同时具有钙化和骨化影时,需要进行鉴别。一般而言,如果肿瘤的主体部分或中心部分表现为瘤软骨钙化而边缘部分可见瘤骨时,则软骨肉瘤可能性大;反之,则骨肉瘤的可能性大。如果镜下见到肿瘤内有膜内成骨的证据,则肯定是骨肉瘤。另一方面,如软骨肉瘤内有大量致密钙化影而类似于硬化型骨肉瘤时,两者需鉴别。前者大块致密影是由点状或小环形影密集而成,密度较高,边界较清楚,骨膜反应较少;后者瘤骨呈斑片或大块状,边界较模糊,并多见各种骨膜反应。②软骨瘤:低度恶性软骨肉瘤在组织学上有时难与软骨瘤区别。肿瘤部位对良恶性的判断有关,位于长骨、中轴骨、肩胛骨和骨盆等处的软骨肿瘤尤其是较大的,即使影像学表现为良性也应看作是低度恶性;位于手足各骨的肿瘤多为良性,极少恶性。MRI动态增强扫描对于软骨肉瘤和软骨瘤的鉴别可以提供帮助,软骨肉瘤强化早于软骨瘤。

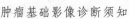64 骨髓瘤的临床和影像学特点

骨髓瘤(myeloma)为起源于骨髓网织细胞的恶性肿瘤,由于其高分化的瘤细胞类似浆细胞,又称为浆细胞瘤(plasmacytoma)。本病有单发和多发之分,多发者占绝大多数。单发者少见(孤立性骨髓瘤),其中约1/3可转变为多发性骨髓瘤。晚期可广泛转移,但很少出现肺转移。少数可原发于髓外组织,如硬脑膜、垂体、甲状腺、胸腺、皮肤、纵隔等。

本病起于红骨髓,在髓腔内呈弥漫性浸润,也可为局限性。初期为髓腔内蔓延,骨外形正常,后期可破坏骨皮质,侵入软组织。瘤细胞可分为浆细胞型和网状细胞型,有时两型混杂存在。也可按免疫学方法分型,根据是否产生和分泌免疫球蛋白,分为分泌型和非分泌型两类,前者占90%以上,后者不到10%。

骨髓瘤临床表现复杂,骨骼系统表现为全身性骨骼疼痛、软组织肿块及病理性骨折;泌尿系统表现为急、慢性肾衰竭(骨髓瘤肾);神经系统表现为多发性神经炎。其他表现包括:反复感染、贫血和紫癜。实验室检查:红细胞、白细胞及血小板减少,血沉加快,高蛋白血症、高血钙、Bence-Jones蛋白尿(约占50%),

温馨提示

本病约占骨恶性肿瘤的4.42%,老幼均可发病,40岁以上多见,男女之比约2:1。好发于富含红骨髓的部位,如颅骨、脊椎、肋骨、骨盆、胸骨、股骨和肱骨近端等。

骨髓涂片可找到骨髓瘤细胞。

影像学表现

X线检查:表现错综复杂,不同类型、不同部位其表现各不相同。主要表现有:①广泛性骨质疏松:以脊椎和肋骨明显,常伴有病理性骨折。②多发性骨质破坏:生长迅速者,破坏区呈穿凿状、鼠咬状、边缘清楚或模糊,无硬化边和骨膜反应,多见于颅骨、脊椎和骨盆等,以颅骨最多见和典型;生长缓慢者,破坏区呈蜂窝状、皂泡状改变,伴有骨膨胀,多发生于长骨、肋骨、胸骨和肩胛骨。骨质破坏区可相互融合。③骨质硬化:少见,又称为硬化型骨髓瘤,可为单纯硬化或破坏与硬化并存,骨髓瘤治疗后也可出现硬化性改变。④软组织肿块:位于破坏区周围,椎旁软组织肿块很少跨越椎间盘水平至邻近椎旁,肋骨破坏后可形成胸膜下结节或皮下软组织肿块。⑤X线表现正常:约占10%,意味着骨质改变尚轻或病灶过小。

CT:较X线片能更早期显示骨质细微破坏、骨质疏松和骨外侵犯的程度,特别是脊柱、骨盆病变,以CT显示清楚。典型表现为弥漫性分布、边缘清楚的溶骨性破坏区,无明显骨膜反应,常见局限性软组织肿块。胸骨、肋骨破坏多呈膨胀性。脊柱常示椎体病理性骨折,椎体后缘骨质中断或破坏,为肿瘤侵犯硬膜外的可靠征象。

MRI:X线片及CT不能显示骨破坏出现之前的骨髓内改变,MRI对检出病变、确定范围非常敏感。骨质破坏或骨髓浸润区在T1WI上呈边界清楚的低信号,多位于中轴骨及四肢骨近端。病变弥漫时,为多发、散在点状低信号,分布于高信号骨髓背景内,呈特征性的"椒盐状"改变。T2WI上呈高信号。脂肪抑制T2WI或STIR序列上,由于脂肪信号被抑制,病灶的高信号较T2WI更明显。

诊断与鉴别诊断

尽管骨髓瘤影像学表现在骨髓病变中较有特征性,但诊断主要依靠临床,确诊需骨髓穿刺活检。MRI显示骨髓内浸润、病变范围及骨外软组织改变,优于X线片和CT。病变主要分布于中轴骨和四肢骨近端等红骨髓集中区,表现为弥漫性骨质疏松和多发性穿凿样骨质破坏。

本病主要应与下列疾病鉴别:①骨质疏松:多见于老年人,尤其是女性,年

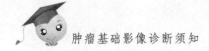

龄愈大愈明显。X线片及CT示骨皮质完整,无骨小梁缺损区,无短期内进行性加重趋势。脊柱表现明显而广泛,颅骨一般无异常改变。血、尿化验也与骨髓瘤不同。②骨转移瘤:转移瘤灶大小不一,边缘模糊,多不伴有骨质疏松,病灶间骨质密度正常。出现阳性椎弓根征(椎体破坏而椎弓根保留),肋骨和锁骨破坏伴有膨胀现象,骨髓瘤多于转移瘤。转移瘤MRI表现呈更粗大颗粒状或块状均匀异常信号,椎弓根受累多见,椎体可出现塌陷。③甲状旁腺功能亢进:好发于青壮年,骨质疏松常伴有骨膜下骨吸收和牙槽硬板骨吸收,颅骨有颗粒状细小透光区。化验检查有高血钙和低血磷,尿中无Bence-Jones蛋白,肾脏可有多发结石。

65 转移性骨肿瘤的临床和影像学特点

骨转移性肿瘤是指骨外其他组织、器官的恶性肿瘤,包括癌、肉瘤和其他恶性病变转移至骨而发病,但不包括原发性多发性骨肿瘤(如多发性骨髓瘤)。

骨转移性肿瘤颇为多见,据统计较原发性骨良、恶性肿瘤为多,仅次于肺和肝转移瘤,居第三位。骨转移瘤多见于中、老年人,多数报告以男性为多。

身体任何恶性肿瘤都有发生骨转移的可能

但有的很少转移至骨,称厌骨性肿瘤,如皮肤、消化道和子宫的恶性肿瘤等;有的则常发生骨转移,称亲骨性肿瘤,如前列腺癌、肾癌、甲状腺癌、乳癌、肺癌和鼻咽癌等。骨肉瘤、尤文肉瘤和骨恶性淋巴瘤也可发生骨转移。全身任何骨骼都可发生转移瘤,但以骨盆、脊柱、颅骨和肋骨等红骨髓集中的中轴骨最多见。一般而言,膝、肘以下骨骼骨转移瘤相对少见。

转移途径主要是血行转移,少数可直接由邻近的原发灶蔓延发病,如鼻咽癌侵犯颅底,口底癌侵犯下颌骨等。转移瘤可引起溶骨性破坏、骨质硬化或破坏与硬化并存的混合性改变。切面见瘤组织多呈灰白色,常伴有出血、坏死。镜下骨转移瘤的形态结构一般与其原发瘤相同。

骨转移瘤的临床表现主要是疼痛,多为持续性,夜间加重。有时可出现肿块、病理骨折和压迫症状。实验室检查,成骨性转移者碱性磷酸酶增高、血清钙磷正常或偏低;溶骨性转移者血清钙、磷增高;前列腺癌转移者酸性磷酸酶增高。另外有体重减轻、贫血、发热和血沉增快等表现。

影像学表现

X线检查:骨转移瘤的X线表现可分为溶骨型、成骨型和混合型,以溶骨型常见。

溶骨型破坏可因肿瘤细胞产生各种刺激因子,如生长因子、前列腺素、核质溶解素等,刺激破骨细胞使其数量增多或活性增强而引起溶骨,或由肿瘤细胞直接引起骨质溶解。溶骨型转移发生于长骨时,多位于骨干或邻近的干骺端,表现为骨松质中多发或单发的斑片状骨质破坏。病变发展,破坏区融合扩大,可形成大片状溶骨型骨质破坏区,骨皮质也被破坏,但一般无骨膜增生和软组织肿块,常并发病理骨折。发生于扁骨者,多表现为大小不等的骨质破坏区,有融合倾向,或可见软组织肿块影。发生于脊椎者,则见椎体广泛性破坏,常因承重而被压扁,但椎间隙多保持完整。椎弓根受侵蚀、破坏常见。

成骨型转移较少见,多由生长较缓慢的肿瘤引起。转移瘤的成骨不是肿瘤细胞成骨,而是肿瘤引起的宿主骨的反应性成骨或者是肿瘤间质通过化生而成骨。常见的原发肿瘤大多是前列腺癌,少数为乳癌、鼻咽癌、肺癌和膀胱癌。成骨型转移常常多发,呈斑片状、结节状高密度影,密度均匀,位于松质骨内,边界清楚或不清楚而逐渐移行于正常骨结构中,骨皮质多完整,骨轮廓多无改变。发生于椎体时,椎体常不被压缩、变扁。

混合型转移瘤则兼有溶骨型和成骨型转移的骨质改变。

CT:显示骨转移瘤远较X线片敏感,还能清楚显示局部软组织肿块的范围、大小以及与邻近脏器的关系。溶骨型转移表现为松质骨和(或)皮质骨的低密度缺损区,边缘较清楚,无硬化,常伴有局限性软组织肿块。成骨型转移为松质骨内斑点状、片状、棉团状或结节状边缘模糊的高密度灶,一般无软组织肿块,少有骨膜反应。混合型则兼有上述两型病灶的表现。

MRI:对显示骨髓组织中的肿瘤组织及其周围水肿非常敏感,因此能检出

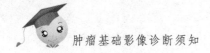

X线平片、CT甚至核素骨显像不易发现的转移灶。大多数骨转移瘤在T1WI上呈低信号,在高信号骨髓组织的衬托下显示非常清楚;在T2WI上呈程度不同的高信号,脂肪抑制序列可以清楚显示。

诊断与鉴别诊断

骨转移瘤影像学表现无明确特征性,主要发生于中老年人、红骨髓相对集中的中轴骨区域,MRI检出肿瘤比X线片和CT敏感。骨转移瘤需与多发性骨髓瘤鉴别。骨转移灶多大小不一,边缘模糊,常不伴明显的骨质疏松,病灶间的骨质密度正常,发生于脊椎者,椎体多先受累,病变发展常常累及椎弓根。而多发性骨髓瘤的病灶大小多较一致,呈穿凿样骨质破坏,常伴有明显的骨质疏松。实验室检查也有助于两者鉴别,多发性骨髓瘤患者血清球蛋白增高,骨髓穿刺涂片浆细胞增多,可找到骨髓瘤细胞,尿中可出现Bence-Jones蛋白。与骨恶性淋巴瘤的鉴别见前述淋巴瘤部分。

66 脂肪肉瘤的临床和影像学特点

脂肪肉瘤(liposarcoma)约占所有软组织恶性肿瘤的10%~18%,在所有软组织肉瘤中居第二位,多发生于深部软组织,最常见于大腿及腹膜后。

肿瘤起源于间叶细胞,由不同分化程度和异型性的脂肪细胞组成。肿瘤多为原发,很少从脂肪瘤恶变而来。肿瘤呈结节或分叶状,有假包膜,切面呈鱼肉状,可见出血及坏死灶。

脂肪肉瘤的分类

瘤细胞多样,按所含主要细胞成分不同,可分为黏液型(最常见)、圆细胞型(恶性程度最高)、高分化型、多形性型及混合型。

本病多见于40~60岁,儿童极少见,男性多于女性。肿瘤很少发生于皮下,通常位于深部软组织。病程为几个月或几年,肿瘤可非常巨大,晚期可出现疼痛和功能障碍。发生于四肢者,可呈局限性、分叶状、无痛性软组织肿块,边界清楚;发生于腹膜后者多为肿瘤引起的继发症状。

影像学表现

X线检查:分化良好的脂肪肉瘤以脂肪成分为主,表现为边界清楚的低密度影,与良性脂肪瘤表现类似。而恶性程度较高的脂肪肉瘤,所含脂肪成分较少,表现为软组织密度肿块,边界不清。肿瘤内通常无钙化。

CT:肿瘤呈圆形或不规则形软组织肿块,呈浸润性生长,边界不清。肿瘤密度取决于肿瘤内脂肪细胞的分化程度及与纤维组织或黏液组织的混合程度,一般其密度均高于人体脂肪组织。脂肪含量少,CT密度大,恶性程度高;脂肪含量多,CT密度低,其恶性程度也低。增强扫描实性部分呈不均匀强化。

MRI:肿瘤呈大小不一、形态不整、边界不清、信号强度不均的软组织肿块。根据肿瘤成分不同,其MRI信号有所不同。圆细胞型含脂肪量少,多为等T1等T2信号;黏液型以含液体囊性成分为主,多表现为长T1长T2信号,此型最常见;分化良好、含脂肪成分较多的脂肪肉瘤,则表现为不均匀的短T1中长T2信号。瘤内纤维间隔呈低信号。

超声检查:边缘回声明显。分化良好者回声强于周围肌肉;分化不良或有黏液变性者,回声较低或高低回声区混存,并可有无回声区。

诊断与鉴别诊断

脂肪肉瘤影像学表现无明显特征性,影像学检查以MRI为最佳。临床工作中需与下列疾病鉴别:①脂肪瘤:多发生于皮下软组织内,边界清楚,平片、CT、MRI上与人体脂肪组织等密度、等信号。②其他类型软组织肿瘤:如纤维肉瘤、神经源性肿瘤等,与脂肪含量少的脂肪肉瘤鉴别困难,薄层CT及MRI上发现有脂肪密度或信号时,有助于脂肪肉瘤的诊断。

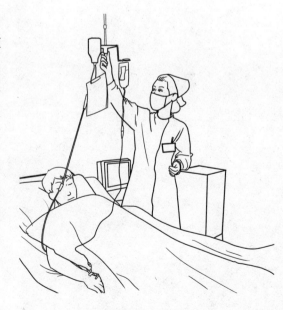